病毒性腹泻防治手册

主　审　刘益民
主　编　李　苑
副主编　张海龙　高　飞　郭宏雄
编　委　（按章节先后排序）
　　　　李　苑　深圳市宝安区疾病预防控制中心
　　　　徐文体　天津市疾病预防控制中心
　　　　张海龙　深圳市疾病预防控制中心
　　　　郭宏雄　江苏省疾病预防控制中心
　　　　高　飞　黑龙江省疾病预防控制中心
　　　　徐颂周　北京大学深圳医院
　　　　胡　虹　北京大学深圳医院
　　　　蒋希宏　大连市疾病预防控制中心
　　　　李学军　天津市疾病预防控制中心
　　　　龙辉均　广州健兰生物制品有限公司
　　　　何　林　深圳市宝安区龙华预防保健所

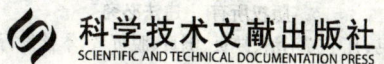

科学技术文献出版社
SCIENTIFIC AND TECHNICAL DOCUMENTATION PRESS

图书在版编目(CIP)数据

病毒性腹泻防治手册/李苑主编. —北京:科学技术文献出版社,2011.10
ISBN 978-7-5023-7005-3

Ⅰ.①病… Ⅱ.①李… Ⅲ.①病毒病:腹泻-防治-手册 Ⅳ.①R574.62

中国版本图书馆 CIP 数据核字(2011)第 186847 号

病毒性腹泻防治手册

策划编辑:马永红 责任编辑:马永红 责任校对:唐 炜 责任出版:王杰馨

出 版 者	科学技术文献出版社
地 址	北京市复兴路 15 号 邮编 100038
编 务 部	(010)58882938,58882087(传真)
发 行 部	(010)58882868,58882866(传真)
邮 购 部	(010)58882873
网 址	http://www.stdp.com.cn
发 行 者	科学技术文献出版社发行 全国各地新华书店经销
印 刷 者	富华印刷包装有限公司
版 次	2011 年 10 月第 1 版 2011 年 10 月第 1 次印刷
开 本	787×1092 1/32 开
字 数	132 千
印 张	7.75
书 号	ISBN 978-7-5023-7005-3
定 价	16.00 元

版权所有 违法必究

购买本社图书,凡字迹不清、缺页、倒页、脱页者,本社发行部负责调换

序　言

肠道感染是严重的公共卫生问题，全球每年死于感染性腹泻者达 150 万～200 万。特别是 5 岁以下的婴幼儿，感染性腹泻是导致其死亡的主要病因之一。近年来，在我国细菌性腹泻呈下降趋势的同时，病毒性胃肠炎在感染性腹泻中所占比重却在逐渐增高，其中轮状病毒和诺如病毒所致腹泻最为多见。其他还有札如病毒、肠道腺病毒、星状病毒、冠状病毒和肠道病毒等病原体。近 30 多年来，随着实验室技术的发展，国内外科学家们相继发现了此类病毒，并从病原生物学、流行病学、内科学、检验学等方面进行了一系列卓有成效的研究。我们有必要将最新研究进展总结成书并出版。

众所周知，发达国家与发展中国家一样遭受着病毒性腹泻暴发和流行的威胁与挑战，而且一旦发病缺乏特效治疗药物。因此，应该做到预防为主，重视包括彻底解决饮水卫生、食品安全、营养卫生、健康行为等方面的一级预防问题。随着科学的发展，病毒疫苗接种也可能从根本上解决防治病毒性腹泻的问题。

为积极应对病毒性腹泻的挑战，深圳市宝安区疾病预防控制中心组织一批具有一定实践经验和理论造诣的医务人员编写了这本《病毒性腹泻防治手册》,其内容涵盖了病原学、检验学、临床学和现场流行病学等学科。在本书编写过程中,所有参与者都力求编写内容科学先进、深入浅出。

本书较全面地介绍了病毒性腹泻的病原体、临床表现、实验室检测、预防控制措施等知识,指导性强,适于广大医务人员用作防治病毒性腹泻的专业参考用书、培训教材。本书通俗易懂,还可为编写科普宣传读物提供素材和依据。

中国疾病预防控制中心
首席流行病学专家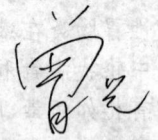

目 录

第一章 概论 …………………………………… 1
　第一节　轮状病毒概论 …………………………… 1
　第二节　杯状病毒概论 …………………………… 5
　第三节　肠道腺病毒概论 ………………………… 10
　第四节　星状病毒概论 …………………………… 12
　第五节　冠状病毒概论 …………………………… 16
　第六节　肠道病毒概论 …………………………… 18
第二章 病原学 …………………………………… 24
　第一节　轮状病毒 ………………………………… 24
　第二节　诺如病毒 ………………………………… 29
　第三节　札如病毒 ………………………………… 33
　第四节　肠道腺病毒 ……………………………… 36
　第五节　星状病毒 ………………………………… 40
　第六节　冠状病毒 ………………………………… 44
　第七节　肠道病毒 ………………………………… 48
第三章 流行病学 ………………………………… 56
　第一节　轮状病毒流行病学 ……………………… 56

第二节　诺如病毒流行病学 ………………… 64
第三节　札如病毒流行病学 ………………… 69
第四节　肠道腺病毒流行病学 ……………… 74
第五节　星状病毒腹泻流行病学 …………… 78
第六节　冠状病毒腹泻流行病学 …………… 84
第七节　肠道病毒流行病学 ………………… 86

第四章　临床学 …………………………………… 94
第一节　轮状病毒腹泻 ……………………… 94
第二节　杯状病毒腹泻 ……………………… 102
第三节　腺病毒腹泻 ………………………… 108
第四节　星状病毒腹泻 ……………………… 111
第五节　冠状病毒腹泻 ……………………… 113
第六节　其他病毒腹泻 ……………………… 115

第五章　实验室检测 ……………………………… 118
第一节　轮状病毒的检测 …………………… 118
第二节　诺如病毒的检测 …………………… 123
第三节　札如病毒的检测 …………………… 126
第四节　肠道腺病毒的检测 ………………… 128
第五节　星状病毒的检测 …………………… 132
第六节　冠状病毒的检测 …………………… 135
第七节　肠道病毒的检测 …………………… 139

第六章　预防控制 ………………………………… 148
第一节　预防措施 …………………………… 148
第二节　监测报告 …………………………… 150

第三节　暴发调查 …………………… 152
  第四节　控制措施 …………………… 166
第七章　病毒性腹泻知识问答 …………………… 179
附录一　轮状病毒疫苗的研究概况 ……………… 200
附录二　口服轮状病毒活疫苗说明书 …………… 208
附录三　轮状病毒肠炎临床路径(2009年版) … 212
附录四　诺如病毒感染性腹泻防治方案(试行)
　　　　…………………………………………… 217
附录五　诺如病毒医院内消毒隔离措施要点 … 222
附录六　中国腹泻病诊断治疗方案 ……………… 227

第一章 概 论

第一节 轮状病毒概论

轮状病毒(Rotavirus)于 1973 年在澳大利亚由 Bishop 首次发现,它是引起婴幼儿严重腹泻的最主要病原体,几乎 3 岁以下的儿童都感染过。世界范围内有 35%～52%患儿腹泻是由轮状病毒感染造成的。每年 5 岁以下儿童因感染轮状病毒而引起的腹泻在美国有 270 万例,发展中国家约有 1 亿例。因轮状病毒腹泻引起死亡的儿童在我国每年有 3 万例,发展中国家则有 40 万～50 万例。发达国家如美国每年轮状病毒腹泻死亡的患儿虽然仅有 20～40 例,但每年发病人数仍有 300 多万,约有 5 万名儿童需住院治疗。

发达国家和非洲、亚洲的发展中国家相比,其轮状病毒感染的发病率并没有显著不同,表明社会经济水平提高所带来的水质和卫生条件的改善并不能明显降低轮状病毒腹泻发病率。最近包括我国在内的全球疾病负担的研究表明,轮状病毒的发病率并没有因全球范围内总的腹泻发生数减少而降低,甚至有升高的趋势。因此认为轮状病毒是腹泻死亡率的重要病原。

轮状病毒腹泻不但给社会造成负担,而且带来了巨大的经济损失。美国的研究发现,每年用于轮状病毒感染有关的医疗费用高达 3.52 亿~10 亿美元。我国大陆的调查表明,在经济水平不同的地区,5 岁以下轮状病毒腹泻患儿每次就诊所需费用为 64~248 元,住院治疗每次所需费用则为 658~1920 元,初步估计全国轮状病毒腹泻的平均门诊治疗费用约 100 元,平均住院费用约为 839 元;台湾地区每年用于该病的医疗保险是 1000 万~3000 万美元;香港地区每个家庭负担 120 美元,总直接医疗成本达 400 万美元,总社会成本达 4 亿多美元。

轮状病毒在电镜下呈圆球状,直径 60~80nm,无包膜,拥有 3 层蛋白衣壳(外衣壳、内衣壳、核表壳)。内衣壳的壳粒沿病毒边缘呈放射状排列,形同车轮辐条。外衣壳薄而光滑,包绕内衣壳,状似轮缘。只有具备内外双层衣壳的光滑型的病毒才具有传染性。病毒核心含有双股 RNA,由 11 个 RNA 节段组成,此双层颗粒中含有 RNA 的聚合酶。轮状病毒分型复杂,有亚型、基因型和血清型之别。根据抗原性的不同,将轮状病毒分为 A~G 7 个组,所有组均可感染动物,感染人的只有 A、B、C 组。A 组是导致婴幼儿重症腹泻的主要原因,B组主要感染青少年并呈暴发流行,C组在成年人中散发存在。小儿患轮状病毒腹泻后,还有再感染其他型别轮状病毒的可能。

轮状病毒感染的诊断方法较多,免疫电镜可直接观察到病毒颗粒,酶联免疫吸附法和核酸控针技术检测特异性病毒抗原、抗体及核酸序列等均可进行快速诊断。聚丙烯酰胺凝胶电泳(PAGE)可直接检测粪便中的病毒RNA,此方法的灵敏性和特异性都很高。逆转录聚酶链反应(RT-PCR)可探测出脑脊液或血中浓度很低的轮状病毒,其敏感度甚至足以测出污染环境特体表面的轮状病毒。

轮状病毒感染主要引起婴幼儿急性胃肠炎,潜伏期1~3天,典型表现为早期有短时轻度上呼吸道感染症状,随后24~48小时内出现发热、呕吐、腹泻(水样便,每日大便多超过10次甚至数十次),容易导致脱水及电解质紊乱。病程3~8天,少数患儿病程较长。本病在发展中国家病死率高,主要系脱水及电解质紊乱所致。

轮状病毒感染呼吸道已通过呼吸道检测出轮状病毒而得到证实,因此其可能是一种呼吸道感染的常见病原。不少作者报道轮状病毒可引起脑炎、无热惊厥、癫痫发作等,并在患者的脑脊液中检测到轮状病毒。此外,尚有关于轮状病毒感染导致病毒血症、弥散性血管内凝血(DIC)、肝炎、肾脏损害、心肌炎、急性胰腺炎、新生儿心动过缓—呼吸暂停发作以及引起皮疹等的报告。在部分动物的脾脏及淋巴结中也曾检出轮状病毒,提示轮状病毒可能会累及免疫器官。

轮状病毒腹泻治疗无特效药。补充水和电解质是治疗轮状病毒腹泻的主要措施,口服补液盐溶液(ORS)的推广应用和恰当的静脉补液可降低患儿因脱水导致的死亡率。口服人 IgG 已显示能有效地预防和治疗儿童轮状病毒感染,从免疫的牛中提取免疫球蛋白预防儿童轮状病毒感染有一定效果,也能治疗腹泻。乳酸杆菌可有效地缩短轮状病毒水样腹泻的病程,将发酵的乳制品引入婴儿的饮食中,可预防和治疗轮状病毒腹泻。此外,消曲卡多(Racecardotril,一种脑啡肽酶的抑制剂),也具有抗分泌与抗腹泻的作用,是治疗婴幼儿腹泻(尤其是轮状病毒水样腹泻)的安全、有效的药物,能明显缩短腹泻病程及粪便的排出量。

轮状病毒腹泻最常发生于 6～24 个月的婴幼儿,6 个月以下的婴儿由于母乳喂养及母乳抗体的保护,发病率低,而且病情较轻。轮状病毒感染的传染源为患者、隐性感染及病毒携带者,粪-口途径是最主要的传播途径。轮状病毒性腹泻在热带地区国家全年均可发病,无明显季节性;在温带地区国家,发病率在寒冷秋冬季最高,夏季最低。

早在 1985 年,世界卫生组织(WHO)就提出要发展安全、有效的轮状病毒疫苗以控制腹泻。全世界已进行了大量的轮状病毒疫苗研制工作,疫苗的现实目标是预防2岁以下婴幼儿的轮状病毒重症腹泻。到目前为止,轮状病毒疫苗的临床有效性主要在美国、欧洲、拉丁美洲通过了验证。其他一些口服疫苗的试验表明,疫苗的安全和有效性存在相当大的地区差异。因此,除非当前的轮状疫苗在全球所有的地区都通过验证,否则WHO不推荐将轮状病毒疫苗纳入全球免疫规划。新轮状病毒疫苗目前正在研制中,并在几个国家进行测试,如由葛兰素史克公司研制的Rotarix减毒活疫苗;默克公司开发的RotaTeq疫苗及我国兰州生物制品研究所研制的LLR口服轮状病毒减毒活疫苗。在非洲、亚洲,轮状病毒腹泻的疾病负担非常严重,迫切需要更多的关于疫苗的有效性数据,因此正在进行更多的临床试验。

第二节 杯状病毒概论

目前人杯状病毒(Human caliciviruses,HuCV)可分为两个属:诺如病毒(Norovirus,NV)和札如病毒(Sappovirus,SaV)。诺如病毒原型株是1972年由美国学者Kapikian首次用免疫电镜方法在腹泻患者的粪便中发现的,称诺瓦克样病毒(Norwalk virus)。此后不断从腹泻患者粪便中检测到此类病毒,2002年

8月第八届国际病毒命名委员会批准名称为诺如病毒。1977年,日本学者Chiba等从札幌托儿所腹泻暴发中发现了杯状病毒形态的病毒,称为札如病毒。人杯状病毒是引起非细菌性腹泻的重要病原体,主要导致成人和儿童的急性腹泻,呈散发或暴发流行。2006年,日本等地相继报道了由人杯状病毒在人群中引起的急性胃肠炎暴发流行,引起了世界卫生组织和各国政府的高度重视,其流行病学特征及疫苗研究也日益受到重视。

诺瓦克样病毒,先被称为小圆结构病毒,后又称为诺如病毒,免疫电镜观察呈球状,直径为26～35nm,基因组为单股正链RNA。根据病毒基因组RNA多聚酶和壳体蛋白区域核苷酸序列的不同分为GⅠ、GⅡ两个基因组,各组分别包括14个和17个不同的型;札如病毒是典型的人杯状病毒,根据核甘酸排列的不同分为3个遗传组,即Sapporo 82、London 92和Parkville 3组。每个遗传组又分为很多群。

电镜及免疫电镜检查是HuCV诊断的金指标,鉴于条件受限,不适于大规模流行病学调查。美国疾病预防控制中心(CDC)建立了生物素-亲和素免疫法,其灵敏度与RIA法相当,成为美国CDC检测诺如病毒抗原和抗体的标准实验方法。ELISA方法可以直接检测患者血中特异性IgG抗体,双份血IgG抗体滴度出现≥4倍增长,可以确定诊断。核酸杂交技术和

RT-PCR 方法可作为临床诊断,可检测出病毒量在 $10^2 \sim 10^4$ copies/ml 的标本。

由于 HuCVs 变异性很大,很难利用一对引物满足对 HuCVs 的检测。此外,RT-PCR 以及核酸杂交的技术对于一般的临床实验室来说费用昂贵而且费时。因此需要我们共同努力寻找一种能够敏感、特异、简便易行而费用又较低的检测方法。

诺如病毒感染引起的胃肠炎平均潜伏期为 12~72 小时,症状持续时间为 12~60 小时,其临床特点是突然起病,伴有恶心、呕吐、发热、腹痛、腹泻等症状。儿童患者呕吐较普遍(曾被称为"冬季呕吐病"),成人患者腹泻较多见。可引起幼儿患者轻度脱水,但严重脱水罕见,可导致年老体弱的患者死亡。对于诺如病毒胃肠炎临床特点的研究,大都是在暴发时总结的,而对于社区的散发病例则总结研究得较少。

札如病毒主要表现为不同程度的腹泻,部分患者还有腹痛、呕吐、发热等,严重者可导致脱水,需要住院,类似于轮状病毒腹泻。

我国对人杯状病毒感染的临床特征的研究资料很少,而且不够全面。人杯状病毒的临床表现的多样性可能与病毒基因型的多样性有关,也可能与患者的年龄、遗传等因素有关。

人杯状病毒通常寄生在海产贝类中并在其体内蓄积,人生吃或进食未充分加热的含有病毒的海产品后容易发生感染。流行存在多种传播途径,主要为粪-口途径及人-人接触传播。病程具有自限性,预后良好,但传染性强。与轮状病毒相似,人杯状病毒腹泻全年均有发病,每年10月至次年2月为高发季节,故婴幼儿腹泻除考虑轮状病毒外,还要考虑是否为人杯状病毒感染所致。研究表明,诺如病毒可感染所有年龄组的人群,札如病毒主要感染5岁以下儿童,病程虽短但排毒时间长,2~3周后仍然可检测出病毒。

不同地区、不同时间人杯状病毒的感染率有很大的不同,可能是遗传免疫背景的不同影响病毒的感染和传播。在阿根廷、智利、墨西哥、印度尼西亚和南非等发展中国家,NV的检出率为5%~25%,其中住院患儿的检出率高于门诊患儿;而在高度发达国家如美国、英国、爱尔兰、法国、西班牙、日本以及澳大利亚等,其NV检出率为4%~30%。有报道NV常在住院患者(4%~53%)、急诊室(31%)以及门诊观察室(1.26%~16%)的急性腹泻患儿的粪便中检出。

自1995年在我国河南省腹泻患儿便样中发现诺如病毒感染之后,全国很多地区如山西、北京、河南、武汉、广州等地先后发生了多起诺如病毒感染性腹泻暴发疫情,证明诺如病毒感染在我国也是普遍存在的。方肇寅等对1990—2005年我国多个地区5岁以下腹泻患儿4426份标本的人杯状病毒研究表明,人杯状病毒的阳性率为8.3%~38.6%,平均19%,其中

96.7%为诺如病毒感染,与国外报道一致,绝大多数为GGⅡ,GGⅠ很少,札如病毒仅分离到5株。

人杯状病毒腹泻病程自限一般为3~5天,恢复后无后遗症。目前尚无特效的抗病毒药物,不需用抗生素,脱水是主要症状。故对严重病例,尤其是婴幼儿应遵循轮状病毒腹泻的治疗原则:液体治疗、持续喂养、补锌及辅助治疗。世界卫生组织(WHO)强调,低渗透压口服补液盐(ORS)和补锌疗法为控制腹泻的两项新进展,继续母乳喂养和饮食等,可显著缩短病程,减轻病情,从而降低病死率。近年来,腹泻治疗进展还包括抗分泌药物、微生态制剂及止吐药物的应用。WHO强调,对急性腹泻患儿,每天补充含元素锌制剂20mg(6个月以下每天10mg),服用10~14天,有助于缩短腹泻病程,减轻腹泻严重程度,并可在随后的2~3个月预防腹泻的再次发生。

人杯状病毒疫苗的推广应用是预防和控制人杯状病毒性腹泻的重要手段。我们应探讨研究人杯状病毒基因多态性和遗传变异规律,为疫苗的开发研制提供分子流行病学资料。长期以来由于缺乏组织培养系统及合适的动物感染模型,对疫苗的研究进展一直很缓慢,直到20世纪90年代首先有不能培养的诺如病毒8FIIa毒株基因组的成功克隆,进而获得极有价值的诺如病毒病毒样颗粒(NV VLPs)后才使其得到飞跃发展。近年来,NV VLPs已广泛用于诺沃克样病毒感染的诊断、免疫及疫苗等方面的研究。

第三节　肠道腺病毒概论

肠道腺病毒(Enteric adenovirus,EAdv),属于腺病毒科成员,是导致婴幼儿病毒性腹泻的主要病原之一,并且越来越受到医学界的广泛关注和重视。早在20世纪60年代初期,腺病毒即被认为与胃肠炎密切相关。1975年,Flewett等首先从急性胃肠炎患儿粪便中发现与婴幼儿胃肠炎直接有关的腺病毒,甚至与腹泻暴发流行有关。

肠道腺病毒在电镜下直径为70～80nm(平均75nm)的颗粒。中心为40～45nm的核心DNA,外层为蛋白外壳。呈规则的六边形,其中子粒排列整齐,可见相互叠加的正三角形,呈典型的二十面体立体对称结构。已知腺病毒可分为39个血清型(Ad1～39)和A、B、C、D、E 5个亚群,其中属于F亚组的血清型40(Ad40)和血清型41(Ad41)则主要侵袭小肠而引起胃肠炎,称为肠道腺病毒。

肠道腺病毒的检测包括电镜、细胞培养、核酸电泳及血清学实验等。此外,尚有报道用补体结合试验、中和试验、对流免疫电泳、核酸杂交试验、PAGE等方法用于检测腺病毒。Kidd等报道用斑点杂交试验检测粪便中Ad40和Ad41,敏感性高,特异性强,可广泛用于分子流行病学研究。

肠道腺病毒感染引起的胃肠炎通常较为缓和,属于自限性疾病。其主要症状是腹泻(持续 2~11 天,平均 9 天),伴发热、呕吐(平均持续 2 天),一般无呼吸道症状,偶伴咳嗽、鼻炎、气喘和肺炎等呼吸道症状。不同亚群腺病毒感染所出现的症状有所不同,肠道腺病毒感染所出现的呕吐更为频繁,其中 Ad41 感染者腹泻持续时间较长,而 Ad40 感染者发病初期腹泻症状更为严重。患儿常伴有发热和呕吐,严重者常可引起患儿脱水死亡。潜伏期约为 7 天,粪便排毒可持续 10~17 天。

目前对于腺病毒胃肠炎尚缺乏特异有效的治疗方法,一般使用支持疗法。疫苗预防是降低发病率和减少死亡率的一项重要措施。腺病毒减毒活疫苗、多肽疫苗和基因工程疫苗正在加速研制和开发,为控制腺病毒开辟了新的途径。其次,母乳喂养和给孕妇免疫接种可增加乳汁中分泌型 IgA(SIgA),对防治婴幼儿腹泻可起到一定作用。

世界各地均有肠道腺病毒胃肠炎的报道。婴幼儿急性腹泻中肠腺病毒的检出率为 1%~20% 不等,如突尼斯儿童腹泻的检出率为 10%,成人为 7%,我国福州市的检出率为 4.8%,上海地区的检出率为 4.7%,深圳市的检出率为 10.8%,与国外文献报道基本一致。肠道腺病毒感染年龄主要为 5 岁以下,85%

以上的感染者年龄小于3岁。婴幼儿全年均可发病,尤以夏、秋季较为常见,在此期间,均可分离出腺病毒。腺病毒能在污水及灰尘中存活,并多以区域性流行为主,也可引起婴幼儿胃肠炎暴发流行。本病主要侵犯5岁以下儿童,其中85%以上病例发生在3岁以下婴幼儿,70%为2岁以下,最小4月龄,其中男孩占48%,女孩占52%,不同性别患病率均无显著性差异。

腺病毒胃肠炎主要经粪-口传播,也可通过呼吸道传播,而水源污染仍是暴发性流行的主要原因,通过水体污染传播的危害已引起美国环境保护机构的高度关注。因此,控制腺病毒胃肠炎的主要措施应是防止水源、食物污染,合理处理粪便和污水,建立良好的社会卫生环境和个人卫生习惯。

第四节 星状病毒概论

星状病毒(Astrovirus,AstV)于1975年由Applecton和Higgins在一次产科病房婴儿暴发性肠胃炎粪便中通过电镜首次发现,其后对它的研究较少,对其致病机制和地位均未引起足够的重视。随着检测技术的发展,尤其是分子生物技术的应用,逐步认识到星状病毒是导致病毒性腹泻的重要病原体,尤其是导致婴幼儿、老年人及免疫功能低下者急性胃肠炎的重要病原之一,既可引起散发和医源性感染,也能引起暴发。星状病毒感染的公共卫生和临床意义由此日益受到人们的关注和重视。

在电镜下,该病毒的大小和形态学特征与先前发现的轮状病毒、诺如病毒等肠胃炎病毒均有差异,且病毒颗粒呈现五六个角的特征性外观,状如星形,后由 Madeley 和 Cosgrove 命名。此后,该病毒陆续在多种动物(羊、牛、猫、鹿、狗、猪、火鸡、鸭等)的胃肠炎粪便中被检测到,且被证实其与胃肠炎间存在病原学联系。

早期检测是以电镜观察和酶联免疫技术为基础,近年来发展了具有高敏感性和特异性的 RT-PCR 方法,已经成为检测 AstV 的最主要手段。RT-PCR 方法既可以用于大规模流行病学研究中 AstV 筛查,也可以进行 AstV 血清型分型,其关键的要素是引物的选择。近些年研究人员对检测粪便中 AstV 抗原的酶联免疫技术进行改进,使其具有较高敏感性和特异性,还可用于分型,方法简便易行,很适于流行病学研究调查。

肠道星状病毒感染的临床表现与轮状病毒相似,经过 1~3 天的潜伏期后即出现症状。主要表现为较轻微的胃肠炎症状,腹泻每日 3~10 次不等,呈稀水样便或蛋花水样便,无脓血,可伴随有呕吐、发热等症状,整个病程持续 3~7 天,最长的可达 2~3 个月。单纯星状病毒感染多数症状较轻,一般不发生脱水等严重并发症。脱水等症状通常与进行性腹泻、营养缺乏或混合感染等因素相关,与轮状病毒和(或)杯状病毒混合感染时症状可能加重,但是否因多种病毒协同作用所致则尚无定论。最近一些动物实验表明,星状病毒感染可引起严重的生长抑制、胸腺萎缩及吞噬细胞吞噬功能抑制,引起继发性免疫功能抑制,从而导致严重的激发感染,目前在人类尚无此发现。星状病毒尚可引起心脏、脑、肾等多器官功能衰竭,目前仅有少量临床病案报道。

国外对星状病毒的报道较多,而我国相对较少。在一些国家的调查中发现星状病毒的感染已相当普遍,其感染率、发病率均高出预期,阳性检出率在2%～9%,如美国和英国的检出率为4%,肯尼亚为6.3%。我国对1998—2005年7个地区的1668份腹泻患儿粪便标本进行检测,星状病毒感染平均阳性率为5.5%。近期研究发现,在迁延性腹泻病例中星状病毒的检出率增加,是原发性原因还是继发性原因目前尚不清楚。星状病毒分子流行病学研究显示,全世界范围内流行最广的是星状病毒血清型Ⅰ型(HAstVⅠ),同时合并其他型或其他病原体的感染。

星状病毒感染引起的胃肠炎一般表现为症状轻微且呈自限性,故通常不需要特殊治疗,对症支持治疗即可。目前尚无特异性治疗措施,症状较轻者,只需对症处理即可,一般经数天后病情可自愈。对于出现脱水症状的儿童或老年人,可采用口服或是经脉注射的方式补液。合并轮状病毒等感染或症状较重者,需采取补液、支持等综合治疗法以及生物制剂如双歧杆菌、乳酸杆菌等对 AstV 亦有效。免疫力低下或者免疫功能缺陷者还可酌情使用免疫球蛋白治疗,同时要积极治疗引起免疫力降低的原发病。

星状病毒与轮状病毒一样,其感染有明显的季节性,在温带地区的流行季节为冬季,在热带地区为雨季。HAstV 导致的腹泻病例中,2 岁以下的儿童占 85%~95%,比轮状病毒年龄偏低。星状病毒感染的传播途径主要以粪-口途径为主,被病毒污染的水、食物等均可成为传染源,而作为传播杯状病毒的海产品如牡蛎等也被认为是传播星状病毒的重要载体。感染潜伏期一般为 1~3 天,表现为水样便腹泻伴呕吐及发热等症状,发生脱水等严重并发症的可能性较小。

免疫接种是预防星状病毒感染最为有效的手段,但目前尚无关于 AstV 疫苗研发和使用的相关报道。随着人们对星状病毒认识的加深,这项工作会在不久的将来提上议事日程。现阶段主要的预防措施是:及早发现和隔离患者;对患者粪便应消毒处理;重视水源及食物卫生;餐具要进行消毒;婴儿室应有严重的消毒隔离制度。

第五节　冠状病毒概论

自1975年Caul等从胃肠炎患者粪便中发现冠状病毒（Coronavirus,CoV）颗粒以来,印度、法国、意大利和美国也发现了该病毒。我国东北也从成人暴发腹泻的粪便中检测到冠状病毒,并用患者双份血清得到证实,因而已引起国内许多学者的兴趣。

冠状病毒是从形态学上命名的一组病毒。在负染色标本中,电镜观察到像正粘病毒样形态,毒粒四周具有排列均匀的花瓣状突起使整个外观如日冕,故称为冠状病毒。人肠道冠状病毒和人呼吸道冠状病毒形态、大小基本相同,但前者在粪便中大小不一（60～400nm）；表面突起为两层,突起某端呈圆形,偶尔呈T形,不同于人呼吸道冠状病毒的突起像鳞茎状。两者的理化性质、血凝活性及对细胞和组织的敏感范围也有较大差异。

冠状病毒感染在世界上非常普遍。冠状病毒引起的人类疾病有两类,首先是呼吸道感染,其次是肠道感染。侵犯肠道的冠状病毒经口传播,并且排毒时间较长。冠状病毒在人群中可引起隐性感染,这更促进潜在传播,初步调查结果显示约45%感染者出现临床症状,且呈自限性。目前人肠道冠状病毒感染的资料较少,主要引起婴儿、儿童和成人急性胃肠炎,还可引起新生儿坏死性结肠炎。潜伏期为24小时至10天,病程2~60天,一般7~15天,病后恢复快,无并发症。主要症状是水样大便(每日3~10次,也有绿色便、黏液便,严重者可出现血水样便)、发热、呕吐。发病期间粪便排毒时间不尽相同,一般在1周内,有的长达6个月。也有报道症状完全消化后的40周仍可检出。研究发现,SARS冠状病毒在感染早、中期可侵犯胃肠道或释放毒素,引起水样腹泻,但症状一般较轻,持续时间较短,不需特殊治疗,而且腹泻对严重急性呼吸道综合征(SARS)的其他临床表现、病情轻重和整个疾病的预后转归无明显影响。冠状病毒不仅在人类中引起腹泻,它在许多动物中如猪、牛、犬、猫、兔等也广泛存在,其发病率和死亡率比人类高得多,直接影响经济建设。所以,深入研究冠状病毒的诊断和感染特征对人畜共患病的防治也有重要意义。

人肠道冠状病毒在世界各地广泛分布,印度南部儿童和成人的粪便中90%可看到多形态的冠状病毒样颗粒,美国、英国、法国也曾报道过发生在新生儿、婴儿、儿童和成人中的暴发流行。我国的吉林、江苏等省也发现有该病流行。发病高峰在秋季和初冬,与轮状病毒的流行季节相似。也有人报道冠状病毒流行的高峰是在轮状病毒和腺病毒流行之后,即3月、7月和9~11月。印度和我国发现的人肠道冠状病毒流行地区有连续几年流行的特点。人-人接触传播为主要传播途径。医院保育员、护士发病率很高,在亲属、邻居和母婴生活密切接触中传染,有家庭聚集现象。

人肠道冠状病毒引起的胃肠炎与轮状病毒腹泻在临床症状、流行季节上无法区别,主要靠电镜诊断。病原学诊断还可采用病毒的分离和培养、间接ELISA法、放射免疫法、免疫荧光法等。目前,临床上治疗人肠道冠状病毒感染的药物尚未研制成功。已报道人冠状病毒229E株的受体抑制剂为Ubenimex(商品名为百士欣或乌苯美司),但这些药物均未见临床应用的报道。

第六节 肠道病毒概论

肠道病毒(Enterovirus, EV)属于小RNA病毒科,包括脊髓灰质病毒、柯萨奇病毒、埃可病毒和新发现的肠道病毒68、69、70、71型。肠道病毒具有以下共同特点:

(1)病毒体直径约27nm,衣壳为二十面体立体对称,在宿主细胞胞浆内复制,以破胞形式释放,无包膜。

(2)核酸类型为单正链+ssRNA,起mRNA作用,有感染性,相对分子量为2.5×10^6。

(3)衣壳共有60个壳粒,壳粒由VP1、VP2、VP3和VP4四种不同的结构蛋白组成。

(4)耐乙醚和酸,pH值为3最稳定,56℃ 30分钟可以使病毒灭活。

（5）引起人类多种疾病，如麻痹性疾病、无菌性脑膜炎、心肌损伤、腹泻和皮疹等。2000年10月29日，WHO认证包括中国在内的西太平洋地区37个国家和地区已成为无脊髓灰野病毒流行的国家，所以目前我们所研究的肠道病毒为NPEV，即非脊髓灰质炎肠道病毒。

柯萨奇病毒是1948年在美国纽约州柯萨奇镇，从一名疑似脊髓灰质炎患者粪便中用接种乳鼠的方法首次分离出来的，该病毒因而得名。柯萨奇病毒分为A组和B组，A组又分为24个血清型，B组又分为6个血清型。某些类型间存在抗原交叉现象。柯萨奇病毒通过呼吸道、消化道、胎盘等多重途径侵入引起感染。大多数为隐性感染，极少数呈严重感染。由于病毒细胞受体分布范围相对较广，病毒的组织嗜性和所致疾病的范围也比较广。病毒感染可引起人类无菌性脑膜炎、流行性胸膜痛、疱疹型咽峡炎、手足口病、心肌炎、心包炎等疾病。尤其是柯萨奇B组病毒是心肌炎、扩张性心肌病、新生儿脑心肌病的重要病原体。目前，80%～92%有明确病原的无菌性脑膜炎是由肠道病毒引起的，其中尤以人类肠道致细胞病变的孤儿病毒和柯萨奇病毒B组常见。病毒感染后具有型特异性免疫。分离方法上，可采用细胞培养或新生乳鼠分离病毒，观察病理变化。血清中样的检测多数采用中和试验或ELISA。近年来,PCR技术以其较快速、高敏感性、高特异性成为肠道病毒新的实验室诊断方法。防治方面目前尚无柯萨奇病毒疫苗。该病毒流行方式包括暴发流行和散在发生两种。严重的暴发流行,其病死率曾高发69.4%,对新生儿危害较大,已经引起世界范围新生儿学者重视。传染源为病毒的携带者及患者。病毒主要从粪便中排出,也可从咽喉部排出,患者脑脊液、血液、胸水、骨髓、唾液、尿中均可分离出病毒。传播方式主要通过肠道传播,也可经污染的手、食品、衣服、用具等传播。在婴儿室内柯萨奇病毒感染的患儿、医护人员以及哺乳的产妇均可成为该病散发或流行的传染源。

埃可病毒是1951年脊髓灰质炎流行期间从患者粪便中分离的能使培养细胞发生病变的非脊髓灰质炎病毒。当时对该病毒与疾病有何关系尚不了解,故被命名为人类肠道细胞病变弧,而病毒简称为埃可病毒。病毒形态和构造与柯萨奇病毒相似,属于小RNA病毒,呈球形,衣壳为二十面立体对称,无包膜,有30多个血清型。埃可病毒主要经消化道感染,成人中隐性感染率高,多为散发。临床表现有多种类型,包括脑膜炎型、脑炎型、脑炎和心肌炎。埃可病毒30型引起的脑炎在国外已见诸报道。埃可病毒通过粪-口或口-口途径传播,病毒耐酸,能从消化道的入口一直到达下消化道中。感染后通常临床症状轻重不一,可导致轻微不适或者呈流感样表现,也可引起急性发热或脑炎,脑膜炎并不少见。据报道在已经确定病原的无菌性脑膜炎病例中,肠道病毒占 40%~80%,其中埃可病毒占了 80%~90%,而埃可病毒 30 型是最多被分离到的型别。埃可病毒 30 型在体外生存能力较强,而且感染该病毒后,患者有很长的排毒时间,有报道大多数患者排毒在 10 天以上,最长的甚至达到 23 天。如有食物或水源污染,经粪-口途径传播的埃可病毒 30 型较易引起暴发流行。自 1969 年以来分离的肠道病毒新血清型,不再归属于柯萨奇病毒和人类肠道致细胞病变的孤儿病毒,统称新型肠道病毒。按抗原排列顺序分别命名为肠道病毒 68、69、70、71 型,肠道病毒 68 型是从患支气管炎和肺炎儿童的呼吸道分离出来的;肠道病毒 69 型是从墨西哥 Toluca 地区一名健康儿童直肠拭子中分离出来,尚未发现与人类任何疾病有关;肠道病毒 70 型引起急性出血性结膜炎,故又称为急性出血性结膜炎病毒;肠道病毒 71 型从脑膜炎、脑炎或类似脊髓灰质炎病毒麻痹患者体内分离得到,是世界各地引起中枢神经系统疾病的重要原因,有时可以导致死亡。在某些地方特别是在日本和瑞典,该病毒可引起手足口病流行。除此之外,肠道病毒可能还与格林-巴利综合征的发生有关。

肠道病毒性胃肠炎并不多见,主要由埃可病毒 2、3、6~9、11~14、18~20、22~24 型柯萨奇病毒 A 组 4

型和B组3~4型引起。主要临床表现为乏力、畏寒、低热、稀水便(每日10次以内,混有少量黏液,无脓血),呕吐较频,有时伴腹痛及肌肉疼痛。一般于病后24小时左右症状好转。确诊应根据病毒分离及血清学检查。夏、冬季均可发病。婴幼儿易感,可在产婴室、托儿所及家庭内引起流行。主要通过日常生活接触经粪-口途径传播。

对于肠道病毒尚无特异的控制措施。对较年幼的儿童,应避免接触急性发热性疾病的患者(特别是同时伴皮疹者)。在婴幼儿当中出现腹泻性疾病暴发期间,负责照看婴幼儿的托幼工作者应检查是否为肠道病毒的携带者。医院单位需特别警惕,那些患有肠道病毒感染的外表健康的孩子的母亲进入新生儿护理室或特殊的单位,同样这些单位的职工成员也需要知道他们自己可能存在"微不足道的疾病"的意义。

参考文献

[1] 任敏,李莉. 病毒性腹泻研究概况[J]. 现代预防医学,2009,36(1):152-156

[2] 王现玲. 轮状病毒感染的流行病学与疫苗的发展现状[J]. 职业与健康,2008,24(11):1092-1093

[3] 叶新华,金玉. 轮状病毒腹泻的社会负担及疫苗的研究进展[J]. 国际病毒学杂志,2006,13(4):112-116

[4] 陈丽萍. 人轮状病毒感染的研究现状[J]. 大同医学专科学

校学报,2002,(1):29-31
[5] 方肇寅,孙亚萍,叶新华.中国七个地区1998—2005年急性腹泻住院患儿中星状病毒感染研究[J].中华流行病学杂志,2006,27(8):673-676
[6] 谭冬梅,邓丽丽.人星状病毒的研究进展[J].应用预防医学,2009,15(4):251-254
[7] 叶礼鸣.腺病毒性胃肠炎研究进展[J].国外医学:微生物学分册,1988,(1):11-13
[8] 张伊璞.小儿肠道腺病毒胃肠炎研究进展[J].国际儿科学杂志,1989,16(3):132-133
[9] 黄如统.引起腹泻的新病原——人肠道冠状病毒[J].国外医学:微生物学分册,1989,12(2):49-52
[10] 徐潜.医院诺如病毒胃肠炎的流行与控制[J].中国医学科学院学报,2008,30(5):614-617
[11] 金玉.小儿杯状病毒胡写的研究进展[C].第六届江浙沪儿科学术会议暨儿科学基础与临床研究进展学术班论文汇编,2009:22-23
[12] 时景伟.小儿腹泻流行病学及肠道病毒感染的研究[D].吉林大学硕士学位论文,2008

(李 苑 徐文体)

第二章 病原学

第一节 轮状病毒

轮状病毒是各种幼龄动物非菌性腹泻的主要病原之一,其中人轮状病毒是引起婴幼儿腹泻的重要病原,也可在成人中引起局部暴发。轮状病毒属于呼肠孤病毒科(Reoviridae)。1973年,澳大利亚学者R. F. Bishop等人首次用电镜在腹泻患者的十二指肠黏膜超薄切片中发现了轮状病毒,因为该病毒负染后在电镜下观察呈车轮状,所以命名为轮状病毒。

一、基本特征

轮状病毒颗粒呈圆球形,无包膜,表面光滑。成熟的病毒颗粒直径约为100nm,具有独特的3层衣壳蛋白结构。外层衣壳由VP4蛋白和VP7蛋白构成,其中VP4蛋白构成的刺突分布于病毒体表面,VP7蛋白则包裹病毒形成直径约75nm的二十面体。中层衣壳由VP6蛋白组成,而核心内层衣壳则由VP1、VP2

和 VP3 组成。

轮状病毒的基因组由 11 个双链 RNA 节段组成,约 18550bp。每个节段含一个开放读码框,分别编码 6 个结构蛋白(VP1、VP2、VP3、VP4、VP6 和 VP7)和 5 个非结构蛋白(NSP1～NSP5)。根据 NSP4 基因序列的特点,可将轮状病毒分为 A、B、C、D、E 至少 5 个基因型。轮状病毒的结构蛋白和非结构蛋白决定了病毒的感染性、免疫原性,并在影响病毒结构与功能方面起重要作用。

二、病毒培养

若干轮状病毒株,如猴的 SA11 株、牛的 Nebraska 株和 O 株都较容易进行细胞培养,但轮状病毒的许多毒株迄今都未能适应细胞培养,分离的成功率在 40%～70%。人和猪的轮状病毒只能在特殊的细胞株如恒河猴胚肾细胞 MA104 株和非洲绿猴肾传代细胞 CV-1 株中增殖。胰蛋白酶预处理是轮状病毒培养分离的重要条件,对已适应细胞培养的毒株维持较高的滴度也非常重要。因为不同保存时间、不同的生产批号等因素会影响胰蛋白酶的活性,所以在接种病毒前,应先测定胰蛋白酶的需要量。因为牛血清对胰蛋白酶有抑制作用,所以分离过程中使用的都是无牛血清维持液。但有报道称在维持液中加入 2%～4% 的鸡血清有利于轮状病毒在细胞中的培养。有的实验室在传代细胞分离培养过程中加入 DEAE-Dextran 100μg/ml,也有一定效果。

近年来也有用 Caco-2 细胞(源自人大肠癌的传代细胞)分离 C 群轮状病毒的报道。研究发现,Caco-2 细胞对 A 群轮状病毒也有良好的敏感性。

三、血凝活性

VP4 蛋白是轮状病毒的血凝素。大部分轮状病毒株都具有血凝活性,但不同毒株的血凝范围有所不同,如牛 NCDV 株能凝集人 O 型以及豚鼠、马、绵羊等红细胞;人的 KuN、MO 和 Wa 株能凝集 1 日龄鸡血球和鹅红血球,而对人、鸡、豚鼠、大鼠、兔以及非洲绿猴的红血球没有凝集作用。我国江苏省的分离株能凝集豚鼠、马、人 O 型、绵羊及犊牛红细胞。将这些病毒反复冻融,几乎不影响其血凝滴度。血凝反应的最适 pH 值为 7.2~7.4,温度为 37℃,血细胞浓度为 0.5%。血凝和血凝抑制试验亦可作为毒株分类的方法。

四、理化特性

轮状病毒在粪便中可存活数天到数周,对环境因子和许多常见消毒剂如碘伏和次氯酸盐有较强的抵抗力。病毒经乙醚、氯仿、去氧胆酸钠、反复冻融、超声波、37℃ 1 小时或室温(25℃)24 小时等处理仍具有感染性。耐酸、耐碱，在 pH 3.5～10.0 都具有感染性。95%的乙醇和 67%氯胺 T 是有效的病毒灭活剂，56℃加热 30 分钟也可灭活病毒。

五、抗原性与型别

轮状病毒依据 3 个主要的抗原进行组、亚组以及血清型的划分。VP6 蛋白为组和亚组的特异性抗原，根据 VP6 抗原性的不同，可将轮状病毒分为 A、B、C、D、E、F、G 七个组，A 组主要感染婴幼儿，B 组主要感染成人，C 组主要引起散发病例，D、E、F、G 组主要感染各种动物。轮状病毒的外壳结构蛋白 VP4、VP7 具有中和抗原活性，能刺激机体产生中和抗体，所以成为轮状病毒疫苗研制的重要目标区域。VP7 是一种 N-联低聚甘露糖糖蛋白，依其抗原性不同区分的血清型称为 G 型；VP4 为蛋白酶敏感蛋白，按其抗原性区分的血清型称为 P 型。目前已知至少有 23 个 G 血清型和 31 个 P 血清型，其中有 11 个 G 血清型和 11 个 P 血清型可感染人类。

此外，轮状病毒 RNA 的 11 个节段在聚丙烯酰胺凝胶电泳后，容易分开，可形成特定的电泳带组合模式，即电泳图型模式，简称电泳型。这 11 条带分为 4 个区段。常见动物和人的轮状病毒的 4 个区段中，各带的排列位置为 4∶2∶3∶2，统称 A 群。根据第 10 节段和第 11 节段之间距离的长短，又分长型和短型。

后来又发现了一些新的轮状病毒,其电泳型与 A 群不同,分别称为 B、C、D、E、F 群。

六、抵抗力

轮状病毒对外界环境有较强的抵抗力。粪便中的轮状病毒在 18～20℃ 室温中,经 7 个月仍有感染性。能耐 1‰ 甲醛 1 小时以上。对酸(pH 3.0)和胰酶稳定。56℃ 30 分钟可灭活病毒,1mol/L $MgCl_2$ 不能增加其对 56℃ 处理 60 分钟的稳定性。

七、致病机制

轮状病毒有非常特异的细胞趋向性,在体内仅感染小肠绒毛顶端的肠上皮细胞,目前已发现的轮状病毒受体有神经节苷酶 GM1、GM2、整合素和热休克蛋白 70 等。轮状病毒侵犯小肠细胞的绒毛后,在胞浆内增殖,使小肠绒毛肿胀、变短,受损细胞可脱落至肠腔而释放大量病毒,并随粪便排出。患者最主要的症状是腹泻,其原因可能是病毒增殖影响了细胞的搬运功能,妨碍钠和葡萄糖的吸收,严重时可导致脱水和电解质平衡紊乱,如不及时治疗,可能危及生命。

人群对轮状病毒普遍易感,感染后免疫力短暂。感染后血液中很快出现型特异性 IgM、IgG 抗体,对同型病毒感染有保护作用,特别是肠道局部出现分泌型 IgA,可中和病毒,对同型病毒感染有保护作用。隐性感染可产生特异性抗体。

第二节 诺如病毒

诺如病毒是杯状病毒科的 4 个属之一,是引起非细菌性腹泻暴发的主要原因。诺如病毒引起的腹泻具有发病急、传播速度快、涉及范围广等特点。因为诺如病毒胃肠炎多在寒冷季节发生暴发,所以临床上常称为"冬季呕吐病",但在其他季节也可出现诺如病毒胃肠炎小暴发。人群普遍易感,以肠道传播为主,可通过污染的水源、食物、物品、空气等传播,常在社区、学校、餐馆、医院、托儿所、孤老院及军队等处引起集体暴发。

一、基本特征

诺如病毒颗粒是直径为 26~35nm 的球形,无包膜,表面粗糙,呈二十面体对称。其外壳是由 180 个同一种外壳蛋白组成的 90 个二聚体构成的。电镜下缺乏显著的形态学特征,无杯状病毒所具有的明显的嵌杯凹陷或表面孔洞。负染色电镜照片显示诺如病毒是具有典型的羽状外缘、表面有凹痕的小圆状结构病毒。

诺如病毒基因组为单股正链 RNA,在氯化铯密度梯度中的浮力密度为 $1.36\sim1.41\text{g/cm}^3$。全长约

7642bp,其3'末端有poly(A)结构;有3个开放读码框,ORF1编码包括保守的RNA多聚酶在内的非结构蛋白,ORF2编码分子量约56kDa的衣壳蛋白,ORF3编码分子量约为22.5kDa的强碱性微小结构蛋白。

二、病毒培养

一直以来诺如病毒都不能在细胞或组织中培养,也没有合适的动物模型。但近年来诺如病毒的培养取得了一些进展。虽然牛和猪诺如病毒还不能细胞培养,但人诺如病毒已能在复杂的立体培养系统内成功复制,而且可以检测到病毒RNA和观察到细胞病变效应。最近还新发现鼠类的诺如病毒可在细胞培养系统中增殖,可将其作为研究人诺如病毒的模型。诺如病毒细胞培养方法的建立和完善,将有助于推动对诺如病毒复制机制、发病机制以及预防和治疗新方法的研究。

三、血凝活性

许多病毒,如轮状病毒、腺病毒、肠道病毒、正粘病毒等,在其病毒表面存在能选择性地引起人或某些动物的红细胞发生凝集的结构,称为血凝素。诺如病毒表面不存在能凝集红细胞的血凝素成分,缺乏相应的血凝活性。

四、理化特性

诺如病毒对多种理化因素有较高的稳定性。在 pH 2.7 环境下室温可存活 3 小时,20%乙醚 4℃处理存活 18 小时,60℃孵育 30 分钟仍有感染性,能耐受普通饮水中 $(3.75\sim 6.25)\times 10^{-6}$ 的氯浓度[游离氯 $(0.5\sim 1.0)\times 10^{-6}$],但在处理污水的 10×10^{-6} 的氯浓度中可被灭活。暴露在臭氧环境也能被迅速灭活。

五、抗原性与型别

虽然诺如病毒的细胞培养已经取得了一定的进展,但对其抗原性的研究仍有待进一步深入。目前人诺如病毒尚无法进行经典的血清分型。根据诺如病毒 RNA 多聚酶区核苷酸序列或外壳蛋白区的氨基酸序列的差异,可将诺如病毒分为 5 个基因组:GⅠ、GⅡ、GⅢ、GⅣ和 GⅤ,其中感染人的是 GⅠ、GⅡ和 GⅣ。在同一基因型内,由于个别碱基的变异,还可进一步细分为不同的基因亚型。诺如病毒在同一地区可能存在不同的基因型、基因亚型。但有些基因型也可引起世界流行,如基因型 GⅡ.4 就具有全球流行的趋势,且其在暴发疫情中所占比例最高。

六、抵抗力

诺如病毒对各种理化因子有较强的抵抗力,在外环境中的生存能力强,可耐受常规的消毒剂。一般常用于消毒饮用水的氯浓度[$(0.5\sim1.0)\times10^{-6}$ mg/L 游离氯离子]也不能将其灭活。多年冷冻、60℃孵育30分钟仍能存活,在85℃的高温下或处理污水含氯消毒剂作用30分钟后会被灭活。预防诺如病毒感染,除了妥善处理粪便、呕吐物外,还要注意生熟分开,少吃生食,特别是不吃生牡蛎等贝壳类海鲜。

七、致病机制

诺如病毒致病力极强,小剂量(<100个)诺如病毒颗粒即可感染,因此被美国 NIH/CDC 列为 B 类生物恐怖因子。其致病机制是小肠壁被病毒感染后,小肠近端的绒毛变宽、变平,还可见单核细胞浸润、核胞浆内空泡形成,进而引起一些短暂性的糖类与脂肪吸收不良以及一些与消化吸收有关的酶素活性减低,从而造成腹泻。

人类对诺如病毒的敏感性还与诺如病毒的受体有关,呈现出遗传决定的特点。病毒的受体是组织-血型抗原。参与这类碳水化合物抗原合成的 α-1,2 岩藻糖转移酶基因 FUT2 对此有重要作用。该基因缺失者对一些常见基因型诺如病毒具有高度耐受性。同时,不同毒株的受体也有所不同。因为诺如病毒不同病毒株间重组频繁,甚至不同基因型乃至不同基因组毒株间也会发生重组,因此可以导致患者重复感染。

同时不同型病毒之间缺乏交叉保护,所以也不容易研制疫苗预防诺如病毒的感染。

第三节 札如病毒

札如病毒与诺如病毒同属于杯状病毒科。杯状病毒的四个成员中,兔病毒(Lagovirus)和水疱疹病毒(Vesivius)主要感染动物,而札如病毒与诺如病毒则主要感染人类,是世界范围内仅次于轮状病毒引起非细菌性腹泻的重要病原。对病毒 RNA 多聚酶区序列进行遗传学进化分析表明,札如病毒更接近于动物杯状病毒而不是人诺如病毒,而且在杯状病毒引起的散发或暴发腹泻中,札如病毒所占的比例和涉及的范围都要小于诺如病毒。一般札如病毒感染引起的症状要比诺如病毒轻,且不像诺如病毒那样多见于暴发和感染各个年龄组的人群,而是更常见于幼儿。

一、基本特征

札如病毒颗粒具有典型的杯状病毒的特征,呈球形或近球形,直径 30~35nm,无囊膜,核衣壳呈二十面体对称,由 32 个壳粒组成,核衣壳上整齐地排列着暗色中空的杯状结构,这种杯状结构在正二十面体的 20 个面及 12 个顶点各有 1 个。札如病毒为单股正链 RNA 病毒,基因组大小为 7.3~7.5kb,3'末端具有

poly(A)尾。札如病毒的基因组结构与诺如病毒相比稍有差异,其 ORF1 既编码非结构蛋白,又编码结构蛋白,是区别于诺如病毒基因组的一个重要特点。ORF2 则编码一个小结构蛋白,其功能未知。札如病毒的主要结构蛋白分子量为 62000Da。根据 RNA 聚合酶区和衣壳蛋白区的基因多样性,札如病毒可进一步分为 5 个遗传组。

二、病毒培养

虽然近年来诺如病毒的培养已经取得了一些进展,但相对而言对札如病毒的研究还不够深入,目前札如病毒尚不能进行细胞培养,也无合适的动物模型。通过利用昆虫杆状病毒表达系统表达札如病毒 N-末端删除的重组衣壳蛋白,构建病毒样颗粒,可进行札如病毒分子结构及检测等多方面的研究。

三、血凝活性

与诺如病毒相似,札如病毒表面缺乏能选择性地引起人或其他动物的红细胞发生凝集的血凝素,无血凝活性。

四、理化特性和抵抗力

札如病毒的分子量大约为 15×10^6,在氯化铯中的浮密度为 $(1.33 \sim 1.40) g/cm^3$,对乙醚、氯仿和温和性去污剂敏感,pH 3~5 可将其灭活,高浓度的 Mg^{2+} 能够加快热对札如病毒的灭活作用。

五、抗原性与型别

与诺如病毒相似,目前札如病毒亦尚无经典的血清分型方法。根据病毒抗原性和核苷酸序列的多样性,可将札如病毒分为 5 个遗传组(GⅠ,GⅡ,GⅢ,GⅣ和GⅤ)。GⅠ组、GⅡ组、GⅣ组、GⅤ组病毒主要感染人,GⅢ组病毒主要感染猪,其中 GⅠ组分布广,较常见。每一遗传组依据 RNA 多聚酶及衣壳蛋白区域序列的差异,可进一步划分为不同群或基因型。目前人札如病毒已至少有 13 个基因群或基因型被确定(GⅠ-1~GⅠ-5、GⅡ-1~GⅡ-6、GⅣ-1 和 GⅤ-1)。

六、致病机制

札如病毒的致病机制与诺如病毒相似,致病力极强,感染剂量低(低于 100 病毒颗粒)。因为不同病毒株间容易重组,而且不同型病毒间缺乏交叉保护,所以人群对札如病毒普遍易感且缺乏持续的免疫力。一般札如病毒感染引起的症状要比诺如病毒轻。不同型别的札如病毒毒性有所不同,如札如病毒 GⅤ组中的 NK24 株会导致患者发热 11 天,呕吐 3 天,其症状比感染 GⅠ组、GⅡ组的症状严重。

第四节 肠道腺病毒

1953年,Rowe等人首次在切除的儿童腺体细胞培养物中发现了腺病毒(Adenovirus,AdV)。腺病毒是一群分布十分广泛的DNA病毒,包括哺乳动物腺病毒属和禽腺病毒属在内已知有104个血清型,甚至青蛙也有被腺病毒感染的报道,但迄今尚无人和其他物种间发生腺病毒交叉感染的报道。目前已经发现有51个血清型能感染人类,分属A~F 6个亚组。大多数腺病毒的血清型主要引起呼吸道感染,但其中属于F亚组的血清型40(Ad40)和血清型41(Ad41)则主要侵袭小肠而引起胃肠炎,称为肠道腺病毒(Enteric Adenovirus,EAdV),是20世纪80年代发现的一种新的婴幼儿腹泻的重要病原。另外,非F亚组的腺病毒1、2、3、5、6、7、11、12、14、16、18、21、31型也可引起腹泻。

一、基本特征

腺病毒是正二十面体粒子,无包膜,直径为70~100nm。Ad40和Ad41在电镜下是典型的腺病毒颗粒,因为不能在人二倍体成纤维细胞(HDF)或人胚肾(HEK)细胞上生长,所以Ad40和Ad41也被称为"苛生腺病毒"(Fastidious Adenoviruses)。腺病毒衣壳由

252个壳粒组成,其中240个壳粒是六邻体,具有组特异性α抗原;而12个顶角壳粒则是五邻体,每个五邻体由宽约7nm的基底和由基底向外伸出表面的一根末端有顶球的纤维组成。基底具有毒素样活性,能引起细胞病变,并使细胞从生长处脱落,具有同组共有的β抗原;而纤维则与病毒凝集大白鼠或恒河猴红细胞的活性有关,构成病毒的γ抗原。

腺病毒的基因组为单分子、线状、双链的DNA,含有丰富的遗传信息,编码30多种蛋白质。不同类型的腺病毒DNA分子量有较大差异,哺乳动物腺病毒DNA的分子量为20~25MDa。所有腺病毒DNA都具有40~200bp的末端倒置重复序列,重复的次数和长短随病毒型和株的不同而有差异,并且与病毒的传代次数有关,在病毒复制过程中具有重要作用。腺病毒的5'端是病毒的包装信号,它与末端倒置重复序列都是腺病毒进行复制与包装必不可少的部分。

二、病毒培养

除Ad40及Ad41外,可引起腹泻的腺病毒一般都能在普通培养细胞上生长。HeLa细胞和人胚原代细胞是腺病毒最敏感的细胞,能引起细胞肿胀、变圆、聚焦成葡萄串状的典型细胞病变,并可在感染的细胞核内形成嗜碱性包涵体。Ad40和Ad41虽然在初次接种到上述细胞系上时能产生腺病毒样细胞病变效应,但并不能连续传代。Ad40 和 Ad41 可以在张氏结膜细胞、Craham293、HT-29、HEp-2、第 3 代食蟹猴肾细胞中生长,但只有 Craham293 细胞对肠道腺病毒有较高的易感性。Craham293 细胞是经人腺病毒 5 型基因 E1A 和 E1B 转化的人胚肾(HEK)细胞,该细胞中表达的早期腺病毒 5 型基因产物对肠道腺病毒复制起辅助作用。

三、血凝活性

腺病毒的五邻体和顶球纤维具有血凝活性。人腺病毒能凝集许多种类动物的红细胞,试验时最常应用大鼠或恒河猴的红细胞,并常可据此分为几个亚群。但应注意,肠道腺病毒与普通腺病毒顶球纤维上的血凝素是有区别的,所以肠道腺病毒与普通腺病毒无交叉血凝反应。Ad40 和 Ad41 对大白鼠红血球凝集滴度较低,对恒河猴或人"O"型红血球则未观察到血凝。

四、理化特性

肠道腺病毒理化特性与普通腺病毒类似。腺病毒无囊膜,对脂溶剂、醚类、氯仿不敏感,但在丙酮中不稳定。不耐热,在 50～56℃很快灭活。但在 36℃以下则较稳定,至少能存活 7 天,但提纯的病毒颗粒在同样条件下则相对不稳定;−70℃可长期保存。腺病毒耐酸,所以能通过胃肠道而继续保持活性,经 pH 1.5～3.0 处理 24 小时还可保留感染性,但 pH 值为 11 时很快被灭活。紫外线照射或用 1∶400～1∶4000 甲醛溶液可迅速灭活腺病毒。

五、抗原性与型别

腺病毒蛋白结构复杂,具有许多抗原表位。根据物理、化学、生物学性质和病毒基因组的同源性,可将迄今为止所发现的 51 个血清型的人类腺病毒分为 A～F 6 个亚组,其中肠道腺病毒(Ad40 和 Ad41)属于 F 亚组。根据抗原特性及细胞培养和 DNA 限制性内切酶图谱分析,已公认将 Dugan-Hovix 病毒称为 Ad40,Tak 病毒称为 Ad41。Ad40 和 Ad41 在抗原上密切相关,中和试验也有相当的交叉反应。肠道腺病毒与普通腺病毒之间无交叉中和反应及血凝反应,它们具有与普通腺病毒相同的组特异抗原。肠道腺病毒区别于普通腺病毒的抗原主要是六邻体表面与中和反应相关的抗原决定簇及纤维突起上的血凝素。Ad40 和 Ad41 之间虽然有交叉的血凝抑制反应,但是在六邻体上的型特异性抗原却是有区别的。

六、抵抗力

腺病毒对理化因素的抵抗力较强,对大多数脂溶剂有抵抗力。腺病毒耐酸且能耐受蛋白酶及胆汁的作用,但在提纯处理后腺病毒对各种理化因素的抵抗力将减弱。腺病毒不耐热,56℃ 30 分钟可灭活;但在室温中可存活 10 天以上,36℃ 7 天病毒感染力无明显下降。

七、致病机制

腺病毒能在哺乳动物胃肠道中复制,病毒接触到目标细胞后,病毒的 DNA 会进入细胞核,接着在细胞核内复制,形成特殊的包涵体。被腺病毒感染的细胞会因病毒的快速繁殖而导致细胞溶解死亡。腺病毒还可以潜伏在细胞中,尤其是在淋巴细胞如扁桃体细胞。不同型别的腺病毒引起的腹泻症状有所不同。肠道腺病毒 Ad40 和 Ad41 主要侵袭小肠,引起婴幼儿腹泻,以等渗性脱水为主,重者可出现高渗性脱水。除腹泻外,还伴有发热、呕吐以及呼吸道症状。肠道腺病毒可在污水和灰尘中存活,主要经粪-口途径传播,亦可通过呼吸道传播,所以控制腺病毒胃肠炎的主要措施是防止水污染,养成良好的卫生习惯。

第五节 星状病毒

星状病毒是 1975 年由 Appleton 等人首先在急性胃肠炎患儿的粪便中用电镜观察发现的。之后在猫、鸭、羊、猪等动物的粪便中也发现了该类病毒。因为电镜下病毒颗粒呈星形,所以称为星状病毒,是引起婴幼儿腹泻的最主要的病原之一,也是老年人及免疫功能低下者腹泻的主要病原。

一、基本特征

星状病毒是圆形、无包膜的单股正链 RNA 病毒,病毒颗粒直径 28nm,人星状病毒在用磷钨酸钾染色后大约有 10% 的病毒粒子呈五角或六角星状结构,而用钼酸铵染色后则几乎全部病毒粒子呈典型的星状结构。

星状病毒基因组长约 6.8kb,由 5'非编码区、3 个开放读码框和 3'非编码区组成,3'末端有一个 poly(A)尾。3 个开放读码框分别为 ORF1a、ORF1b 和 ORF2。ORF1a 编码一个 3C 丝氨酸蛋白酶和一个核定位信号;ORF1b 与 ORF1a 之间有部分重叠,通过重叠区的核糖体读框移位机制合成 RNA 依赖的 RNA 聚合酶(RdRp)。ORF2 编码的结构蛋白是一个 87～90kDa 的衣壳蛋白前体,经过细胞内蛋白酶的剪切、加工成为病毒衣壳蛋白和宿主结合区域。根据 ORF2 合成的衣壳蛋白的结构差异,可将人星状病毒划分为 8 个血清型(HAstV-1～HAstV-8),而根据 ORF2 核苷酸序列可以把人星状病毒分为 8 个基因型。研究表明,星状病毒基因型与血清型的划分是一致的。

二、病毒培养

星状病毒的细胞培养亦较为困难,胰蛋白酶对星状病毒在细胞培养物中的增殖具有重要的作用。在细胞培养液中不加血清,加入 $10\mu g/ml$ 的胰蛋白酶,可用人胚肾细胞(HEK)对星状病毒进行分离。在人胚肾细胞上传 13 代后,可使星状病毒适应于恒河猴肾细胞系(LLCMK2)和狒狒原代肾细胞(PBK)。如采用传代细胞系人类结肠癌细胞 CaCo-2,可直接从粪便标本中分离星状病毒,而无需先在 HEK 细胞中进行传代。

三、血凝活性

与诺如病毒相似,星状病毒表面也缺乏血凝素,不会引起血凝反应。

四、理化特性

星状病毒在氯化铯溶液中的浮密度为 $(1.36\sim1.39)g/cm^3$,在蔗糖梯度溶液中的沉降系数为 35S。星状病毒对有机溶剂、高浓度的盐类、表面活性剂、胰蛋白酶及两性离子消毒剂等稳定,但在 37℃ 用 3M 尿素处理 30 分钟可被灭活。星状病毒能在 pH 3.0 保持活性,能抵抗 50℃ 1 小时、60℃ 5 分钟。星状病毒对紫外线照射以及含氯消毒剂均有较强的耐受性,但对 70%～90%甲醇敏感。在干燥的环境下可存活 2 个月。

五、抗原性与型别

目前对星状病毒衣壳蛋白的结构还不完全了解。根据免疫电镜、中和试验以及 RT-PCR 技术测定星状病毒 3'端保守区序列,可将人星状病毒分为 8 个血清型。但采用荧光抗体技术检测婴儿、羔羊、犊牛等星状病毒之间的关系,分别用各株星状病毒制备抗血清,结果发现只有同源的血清才能显示特异的荧光抗体反应。通过对人星状病毒各血清型和猪、猫星状病毒的衣壳蛋白进行基因结构的对比分析也发现,人星状病毒血清型 3 和血清型 7 最接近,而人、猪、猫之间截然不同。相对而言,猪星状病毒更接近人星状病毒。动物星状病毒的衣壳蛋白由 2～5 个蛋白组成,人星状病毒则因血清型不同可能由 2 个或 3 个蛋白组成,如血清型 1 和血清型 2 有 3 个衣壳蛋白,而 3 型则由 2 个衣壳蛋白组成。

六、抵抗力

星状病毒对环境有较强的抵抗力,已知在室温下相对稳定,在环境表面能够存活数日,在粪便中可存活数周;耐酸,对紫外线、含氯消毒剂耐受;但对 70%～90%甲醇和热敏感,60℃ 10 分钟可被灭活。

七、致病机制

目前对星状病毒感染的发病机制仍不完全清楚,光镜发现空肠活检组织有损伤,小肠近端的绒毛变宽、变平,淋巴细胞和嗜中性粒细胞增多。电子显微镜显示,上皮细胞仍完整,但微绒毛排列不规则、变短。其致病机制可能是星状病毒经口进入胃肠道,破坏小肠黏膜上皮细胞和绒毛上皮细胞,改变小肠双糖酶活性或离子通道,使肠吸收功能受损,分泌增加;或者是引起小肠上皮细胞屏障通透性增加,最终导致渗透性腹泻。

星状病毒不同血清型的病毒抗体之间几乎无交叉反应,只有血清型1和血清型7以及血清型6和血清型7之间有微弱的交叉反应。抗体的保护作用也还未明确,实验表明抗体阳性的人口服病毒后仍可产生轻度腹泻。

第六节 冠状病毒

在胃肠炎患者,特别是慢性腹泻患者粪便中常可用电镜查见冠状病毒样颗粒;在患坏死性小肠结肠炎婴儿粪便中也可用电镜检查到冠状病毒样颗粒。冠状病毒属是冠状病毒科的成员之一,因在电子显微镜下发现表面有形状似日冕的棘突犹如王冠而得名。

冠状病毒可引起人和动物呼吸道、消化道、肝脏和神经系统的多种疾病。人冠状病毒分别属于 OC43（HcoV OC43）和 229E（HcoV 229E）两个抗原型，而在 2003 年引起严重急性呼吸窘迫综合征（SARS）的冠状病毒则是一种新型的冠状病毒。HcoV OC43 株和 HcoV 229E 株主要引起人类上呼吸道感染，常引起成人的普通感冒，儿童的冠状病毒呼吸道感染并不常见；其次是引起肠道感染，成人及小儿均可罹患，临床表现为慢性持续性腹泻及吸收不良。

一、基本特征

冠状病毒粒子的负染色标本在电子显微镜下呈圆形或椭圆形颗粒，成熟的冠状病毒直径为 60～200nm，病毒颗粒外有含类脂质的包膜，包膜表面有两种包膜糖蛋白，即膜蛋白和突起蛋白。包膜突起的基部较窄，顶部较宽，在电子显微镜下呈日冕或皇冠状，冠状病毒因此而得名。

冠状病毒是不分段的单正链 RNA 病毒，大小为 27～32kb，是目前已知基因组最大的 RNA 病毒，含有 6～12 个开放读码框，5'端有帽结构，其后是 65～98 个核苷酸的引导序列（leader RNA）和 200～400 个核苷酸的非翻译区（UTR）。3'末端有 200～500 个核苷酸的非翻译区（UTR）和 poly(A)尾。5'末端和 3'末端的 UTR 对于 RNA 的转录和复制是非常重要的。

二、病毒培养

人冠状病毒在体外培养非常困难,操作相当麻烦,条件要求也特别严格,尤其是从病人标本中初次分离,需用完整纤毛的人胚气管作培养,病毒才能增殖。但已经适应了在体外培养细胞上生长的人冠状病毒可在传代细胞上良好增殖。经多次传代后,HcoV 229E 株能在人胚二倍体成纤维细胞上生长,HcoV OC43 株能在鼠脑内生长繁殖。

三、血凝活性

人冠状病毒中 HcoV OC43 株包膜上含有血凝素-酯酶糖蛋白(HE),在 4℃可凝集鸡、豚鼠和牛的红细胞。血凝素-酯酶糖蛋白可被胰酶、神经氨酸酶、甲醛、吐温 80、氯仿等破坏。紫外线处理不会破坏血凝素,但可使病毒失去感染力。特异性抗血清可抑制病毒的血凝性,血凝抑制抗体滴度与中和抗体滴度相平行。HcoV 229E 株则未发现血凝素-酯酶糖蛋白,所以不具有血凝活性。

四、理化特征

冠状病毒包膜表面可见到 3 种包膜突起,分别由 3 种包膜糖蛋白构成,即膜蛋白(M)、突起蛋白(S)和核壳体磷酸蛋白(N)。HcoV OC43 株包膜表面还含有血凝素-酯酶糖蛋白(HE)。冠状病毒的病毒颗粒相当脆弱,在贮存时常易破裂而失去感染性。不少化学物如丙内酯、甲醛、乙醇、吐温、过氧化氢等都可使冠状病毒灭活。

五、抗原性与型别

根据冠状病毒结构蛋白以及某些冠状病毒膜表面特有的血凝素-酯酶糖蛋白的抗原关系,可将冠状病毒分成16种,其中11种又组成3个种群,其中第1种群和第2种群为哺乳动物病毒,第3种群为禽类病毒。HcoV 229E 属于第一种群,HcoV OC43 属于第二种群。哺乳动物冠状病毒的某些毒株之间具有血清学上的交叉反应性,但与禽类冠状病毒迥然不同。

六、抵抗力

人冠状病毒对理化因素的抵抗力不强。病毒对热敏感,不耐乙醚,不耐胰酶。呼吸道冠状病毒不耐酸,但肠道冠状病毒耐酸,对 DNA 代谢抑制剂不敏感。56℃10 分钟可消除其感染性;pH 3 或用来苏儿、0.1%过氧乙酸、氯仿或紫外线处理,均可使其灭活。

七、致病机制

肠道冠状病毒选择性地感染肠黏膜中起吸收作用的细胞,引起临床症状的病理生理变化主要是靶细胞发生急性杀细胞感染,造成绒毛的萎缩。不同毒株可选择性地侵犯小肠、大肠或结肠,表现的临床严重程度也很不一致,可从轻型一时性的肠炎至快速进展致死性腹泻;主要依靠局部免疫反应克服肠道冠状病毒感染。

另外,有报道指出,在患有艾滋病和不明原因淋巴结综合征的男性同性恋者的粪便中,用电镜检测到冠状病毒颗粒的比例高达50%,而在患同样疾病的异性恋者的粪便中则没找到冠状病毒颗粒,提示冠状病毒在男性同性恋者中可能具有独特的致病机制。

第七节 肠道病毒

前面介绍的6种引起胃肠炎的病原都涉及肠道且都是病毒性的,但它们在分类学上都不是肠道病毒。这6种病原中,轮状病毒、诺如病毒、札如病毒、肠道腺病毒和星状病毒主要发病都在小肠,引起水样便腹泻,一般并不侵犯其他脏器与系统,很少累及呼吸系统,未见脑中枢神经症状。病程多呈自限性,预后良好;冠状病毒虽然主要引起呼吸系统疾病,胃肠炎只占其感染的次要地位,但除呼吸系统和肠道外,一般亦不侵犯其他脏器,亦未见脑中枢神经症状。

与上述6种引起病毒性腹泻的病毒相同,肠道病毒也是经粪-口途径传播,在肠内繁殖,也可在粪便中检出,但其发病机制与病毒性腹泻有很大的不同。肠道病毒可侵袭全身,主要病变不在肠道而是累及皮肤、黏膜、心肌、呼吸及中枢神经系统,少数严重患者甚至死亡。相对而言,肠道病毒引起的胃肠炎并不多见,主要由埃可病毒 2、3、6～9、11～14、18～20、22～24 型及柯萨奇病毒 A 组 4 型、B 组 3 型和 4 型引起。肠道病毒引起的腹泻可见于四季,尤以夏、秋季为多,而且多见于婴幼儿。

一、基本特征

肠道病毒属于小核糖核酸病毒科,肠道病毒属,型别众多,包括脊髓灰质炎病毒、柯萨奇病毒、埃可病毒及新型肠道病毒等共有 71 个血清型。虽然型别众多,但肠道病毒具有不少共同的特点。病毒颗粒为球形或卵圆形,无包膜,直径在 22～30nm,呈二十面体立体对称结构,由 32 个衣壳粒组成,其壳粒含有 VP 1～4 四种结构蛋白,VP1、VP2 和 VP3 位于衣壳表面,具有不同的抗原性,可与中和抗体反应。基因组为单股线状 RNA,全长 6000～8500bp,从 5'端开始依次为 5'非编码区、P1 区、P2 区、P3 区和 3'端非编码区。

二、病毒培养

大部分肠道病毒适宜生长于灵长类上皮细胞,如猴肾细胞、人胚肾细胞、人胚肺细胞和 Hela 传代细胞等,而且病毒在细胞中复制传代后抗原性稳定。但也有一些肠道病毒对细胞培养不敏感,如大部分柯萨奇病毒 A 组不能用细胞培养而只能用乳鼠进行病毒分离。

三、血凝活性

肠道病毒中有一些型或同一型中的某些株具有血凝活性。如柯萨奇病毒 A 组某些型别的型特异性抗原可在 37℃ 引起人类 O 型红细胞凝集反应。而在埃可病毒 31 个型中,有 12 个型具有凝集人类 O 型红细胞的能力。

四、理化特性

肠道病毒耐酸,在 pH 值为 3 时仍很稳定,所以对胃酸、胆汁有抵抗力,在氯化铯中的浮密度为 $(1.30\sim1.34)g/cm^3$。耐低温,在 $-70\sim-20$℃ 可长期保持活力。但高温、干燥、紫外线等敏感,56℃ 30 分钟可灭活病毒,煮沸时立即死亡,但二价阳离子 Mg^{2+}、Ca^{2+} 的存在可增强病毒对温度的稳定性。

五、抗原性与型别

肠道病毒种类很多,包括脊髓灰质炎、柯萨奇病毒及埃可病毒等共有 71 个血清型。由于有些型别抗原性有交叉现象,所以1976年国际病毒分类委员会决定,从67型之后,发现新的肠道病毒不再分为柯萨奇、埃可病毒,统称肠道病毒XX型。目前新发现的已知肠道病毒有68～71型。

传统上肠道病毒以血清型定义,最近则根据肠道病毒衣壳蛋白全序列和VP1、VP2、VP3、VP4各个编码区序列的分子进化及种系发生进化树分析显示,肠道病毒在遗传学上分为A、B、C、D和脊髓灰质炎5个组,每组包含几个血清型。随着肠道病毒基因组序列的积累,并通过结构和受体的鉴别,可用的分类信息越来越多。基于核苷酸分析的实验室诊断技术已改变传统的病毒分类方法,能更精确地根据病毒的分子特点进行分类。

六、抵抗力

肠道病毒对一般理化因素有较强的抵抗力,对常用的实验室消毒剂如70%乙醇、异丙醇、来苏儿和季胺化物有抵抗力,但对氧化剂和游离氯、高锰酸钾(1∶1000)等却很敏感。在室温下对去污剂是稳定的。而甲醛、戊二醛、强酸、次氯酸钠及氯的自由基则能灭活肠道病毒。肠道病毒对热较敏感,在室温下可存活数天,而在冻存状态下可存活数年,但在56℃ 30分钟就可被灭活。在干燥环境及紫外线照射下极不稳定,紫外线照射0.5～1小时即死亡。

七、致病机制

肠道病毒胃肠炎主要表现为呕吐、腹胀、腹泻,大便次数增多,每日3～6次,性状以稀糊状或蛋花样为主,无黏液。大便检测无脓细胞,可伴发脱水及酸中毒。肠道病毒从口腔进入后开始在咽喉和肠道上皮细胞及附近淋巴组织内繁殖复制,可由此从口咽分泌物或粪便排出,并可由原发病灶经淋巴通道扩散至局部淋巴结以及血液循环至其他器官,如中枢神经系统、皮肤黏膜、心脏、肺、胰、肌肉、肾上腺等,在该处增殖引起各种病变。但因为肠道病毒引起腹泻的情况并不多见,相关的报道也比较少,所以对肠道病毒腹泻及其致病机制的研究仍有待深入。

参考文献

[1] Estes M K, Kapikian A Z. Rotaviruses, In: Fields Virology. 5th ed[M]. Philadelphia: Lippincott Williams & Wilkins, 2007:1918-1986

[2] Somparac L. Rotavirus, In: How pathogenic viruses work [M]. Massachusetts:Jones & Bartlett,2002:36-39

[3] Mirazimi A, Von Bonsdorff C H, Svensson L. Effect of brefldin on rotavirus assemble and oligasaccharide processing [J]. Virology,1996,217(2):554-563

[4] 徐彰,陈其,黄爱芬. 轮状病毒分子流行病学研究进展[J].

实用儿科临床杂志,2007,22(7):540-542

[5] 白植生,方悦群. 轮状病毒的细胞培养[J]. 微生物学免疫学进展,1985,4:13-15

[6] Yeager M, Berriman J A, Baker T S, et al. Three-dimensional structure of the rotavirus haemagglutinin VP4 by cryo-electron microscopy and difference map analysis[J]. EMBO J,1994,13(5):1011-1018

[7] Glass R I, Noel J, Mitchell D, et al. The changing epidemiology of astrovirus-assciated gastroenteritis:a review[J]. Arch Virol Suppl,1996,12:287-300

[8] 钟江. 诺如病毒研究进展[J]. 微生物与感染,2007,2(3):191

[9] Blanton L H, Adams S M, Beard R S, et al. Molecular and epidemiologic trends of caliciviruses associated with outbreaks of acute gastroenteritis in the United States, 2000-2004[J]. J Infect Dis,2006,193(3):413-421

[10] Thackray L B, Wobus C E, Chachu K A, et al. Murine noroviruses comprising a single genogroup exhibit biological diversity despite limited sequence divergence[J]. J Virol,2007,81(19):10460-10473

[11] Chakravarty S, Hutson A M, Estes M K, et al. Evolutionary trace residues in noroviruses: importance in receptor binding, antigenicity, virion assembly, and strain diversity[J]. J Virol,2005,79(1):554-568

[12] 戴迎春,李志峰. 人类杯状病毒的研究进展[J]. 国外医学病毒学分册,2003,10(4):128-130

[13] Beuret C, Baumgartner A, Schluep J. Virus-contaminated oysters: a three-month monitoring of oysters imported to Switzerland[J]. Appl Environ Microbiol, 2003, 69(4): 2292-2297

[14] 曲志强,赵筱祺. 腺病毒和新的候补腺病毒 Ad40 和 Ad41[J]. 微生物学免疫学进展,1984,2:25-28

[15] Vander A H, Wermenbol A G, Zomerdijk T P, et al. Characterization of adenovirus types 40 and 41 by DNA restriction enzyme analysis and by neutralization with monoclonal antibodies[J]. Virus Res, 1989, 12(2): 139-157

[16] De Jong J C. Epidemiology of enteric adenoviruses 40 and 41 and other adenoviruses in immunocompetent and immunodeficient individuals[J]. Perspect Med Virol, 2003, (9): 407-445

[17] 程绪杰,王树惠,张云,等. 我国肠道腺病毒的分离与鉴定[J]. 中国医学科学院学报,1995,17(1):16-19

[18] Toogood C I, Murali I R, Burnett R M, et al. The adenovirus type 40 hexon: Sequence, predicted structure and relationship to other adenovirus hexons[J]. General Virol, 1989, 70(12): 3203-3214

[19] 金玉,张春芳. 星状病毒感染的研究进展[J]. 国外医学儿科学分册,2002,29(1):21-23

[20] Brinker J P, BLacklow N R, Herrmann J E. Human astrovirus isolation and propagation in multiple cell lines[J]. Arch Virol, 2000, 145(9): 1847-1856

[21] Guan Y, Zheng B J, He Y Q, et al. Isolation and character-

ization of viruses related to the SARS coronavirus from animals in southern China[J]. Science, 2003, 302(5643): 276-278

[22] Oshiro L S, Schieble J H, Lennette E H. Electron microscopic studies of coronavirus[J]. J Gen Vriol, 1971, 12(2): 161-168

[23] Sizun J, Yu M W, Talbot P J. Survival of human coronaviruses 229E and OC43 in suspension after drying on surfaces: a possible source of hospital-acquired infections[J]. J Hosp Infect, 2000, 46(1): 55-60

[24] Kern P, Muller G, Schmitz H, et al. Detection of coronavirus-like particles in homosexual men with acquired immunodeficiency and related lymphadenopathy syndrome[J]. Klin Wochenschr, 1985, 63(2): 68-72

[25] 张见麟. 病毒性胃肠炎与肠道病毒感染的异同点[J]. 疾病监测, 2008, 23(12): 799-802

[26] Feign R D, Cherry J D, Demmler-Harrison G J. Feign and Cherry's textbook of pediatric infectious diseases. 6th ed[M]. Philadelphia, PA: Saunders, 2009, 2110-2146

[27] 叶鸿瑁. 新生儿肠道病毒感染[J]. 实用医院临床杂志, 2005, 2(3): 4-5

(张海龙　郭宏雄)

第三章 流行病学

第一节 轮状病毒流行病学

一、流行病学史

1943年,雅各·莱特(Jacob Light)与荷瑞西·赫德斯(Horace Hodes)证明了在感染传染性腹泻的儿童身上存在一种滤过性的病媒,此种病媒同样也会造成家畜腹泻。30年后,被保存下来的病媒样本证实为轮状病毒。1973年,澳大利亚的露丝·毕夏普(Ruth Bishop)在儿童肠胃炎的研究报告中对轮状病毒进行了描述。1974年,汤玛斯·亨利·费留特(Thomas Henry Flewett)通过电子显微镜对其进行观察,发现此病毒的颗粒看起来很像车的轮子,而拉丁文中"rota"的意思即为"轮状",遂建议将其命名为"轮状病毒",此名称在4年后经由国际病毒分类委员会正式认可。1976年,相关类似的病毒在许多其他种动物的研究中被描述到。这些被报告描述的病毒均会导致急性肠胃炎,并且被认定为影响全世界人类与动物的集体病原体。

轮状病毒的血清型于1980年首次发表,随后首批疫苗已经开始进行研究。1998年,首种轮状病毒疫苗(Rotavirus vaccine)开始投产和使用。在美国、芬兰与委内瑞拉的临床试验发现,该疫苗对于成功预防A组轮状病毒所产生的严重腹泻比率高达80%~100%,而且没有发现显著的严重药物不良反应。然而,在发现该疫苗会增加肠套叠(肠梗阻的一种)的风险之后,疫苗制造商在1999年将疫苗从市场上全部撤回,研究显示每12 000名注射过疫苗的婴儿有1例会出现肠套叠的症状。2006年,两种安全、有效的对应A组轮状病毒的新疫苗被研制成功并投放市场。

二、流行概况

轮状病毒是世界范围内引起儿童重症腹泻的最常见病原之一。因腹泻就诊的儿童中,15%~35%由轮状病毒引起。在因腹泻住院的儿童中,25%~60%的患儿检出轮状病毒阳性。几乎所有儿童在5岁以前都感染过轮状病毒。全球每年有1.14亿名儿童发生轮状病毒腹泻,约有2400万人次就诊、230万人次住院、44万~60万名儿童因轮状病毒腹泻而死亡,大约每250名儿童中就有1例因轮状病毒死亡,其中,80%的死亡儿童是在南亚和亚-撒哈拉非洲等的低收入国家。虽然适当的补水治疗能够大大降低轮状病毒腹泻的病死率,但由于轮状病毒腹泻的患儿呕吐症状较多,因此,补水治疗并非对每个患儿都完全有效。

有相关研究表明,发达国家和非洲、亚洲的发展中国家相比,轮状病毒感染的发病率并没有显著的差异,表明社会经济水平提高所带来的水质和卫生条件的改善并不能明显降低轮状病毒腹泻。尽管在过去的几十年里,全球的感染性腹泻死亡率在下降,但在5岁以下儿童中,总的腹泻发病率并未下降,轮状病毒的发生率并未因全球范围内总腹泻发病率的降低而降低,反而有升高的趋势。因此,无论在发达国家还是在发展中国家,轮状病毒腹泻都是一个重要的公共卫生问题。

在轮状病毒感染危害儿童健康的同时,也给患儿家庭带来了经济负担和精神负担。有相关文献报道,美国每年有300多万名儿童发生轮状病毒腹泻,约5万名儿童住院治疗,但死于轮状病毒所致疾病的儿童很少(20~40例),其原因主要是美国用于与轮状病毒感染的有关医疗费用每年可达3.52亿~10亿美元。目前在中国,由于各地区经济水平不同,5岁以下轮状病毒腹泻患儿门诊就诊费用为64~248元/次,而住院治疗费用则为782~2156元/次。由此估计全国轮状病毒腹泻的平均门诊治疗费用约100元,平均住院费用约为839元,仅2004年用于治疗5岁以下轮状病毒腹泻患儿的医疗费用近 8 亿元;香港每年因轮状病毒腹泻住院的全部社会费用和全部直接医疗费用分别是 430 万美元和 400 万美元,当患儿因轮状病毒腹泻住院治疗时,患儿家庭平均花费 120 美元;台湾轮状病毒腹泻的医疗负担,门诊诊疗费 23.5 美元/次,急诊治疗费 72.9 美元/次,住院费用为 344.3 美元/次。可见轮状病毒腹泻所带来的经济负担不容忽视。

根据轮状病毒内壳蛋白 VP6 的抗原性不同,将轮状病毒分为七组,即 A~G 组,其中与人类疾病相关的有 A、B、C 三组,其余四组只感染其他动物。造成人类严重危害的主要是 A、B 两组轮状病毒。婴幼儿腹泻主要由 A 组轮状病毒引起,目前研制的轮状病毒疫苗也是根据 A 组轮状病毒设计的;B 组轮状病毒即成人腹泻轮状病毒,曾在我国大陆暴发流行;C 组轮状病毒感染遍布全世界,多为散发,病例较少。

A 组轮状病毒感染遍及全世界,主要在医院的婴儿、托儿所的幼儿以及在养老院的老人之间暴发。1981 年在美国科罗拉多州因市区饮用水受到污染而暴发大规模轮状病毒感染。2005 年在尼加拉瓜发生了历史上最大规模的腹泻疫情,这次疫情还伴随了轮状病毒 A 组的基因突变。此外,还有一次 A 组轮状病毒暴发发生在 1977 年的巴西。

B 组轮状病毒腹泻可以出现在各年龄层中,最主要的暴发原因是因为饮用水被轮状病毒所污染。目前,B组轮状病毒已经基本被限制在中国大陆,以暴发流行为主,一次发病可达数万人以上,有明显的季节性,如北京地区主要发生在5～6月份。此外,1998年印度也曾发生过B组轮状病毒暴发。相关研究表明,美国居民普遍缺乏对于B种病毒的免疫力。

C组轮状病毒感染以散发多见,少数可以呈小规模流行,感染率低于4%,但是在日本与英国曾经暴发过规模流行。

三、流行病学特征

1. 传染源

患者、隐性感染者和无症状带毒者均为轮状病毒的主要传染源。

患者从症状出现前1天的粪便开始排出病毒,发病后第3～4天为排毒高峰。排出量可达10^{13}～10^{15}/L,易感儿童只需10个病毒即可感染。病后1周排毒大多停止,少数可排毒2周,极少数可形成慢性腹泻而长期排毒。患病婴儿母亲的粪便带毒率可达70%。

2. 传播途径

粪-口传播为主要传播途径,托幼机构或学校常有水型和食物型暴发流行。其次为人-人接触传播,家庭密切接触者一般存在30%以上的继发感染。此外,轮状病毒还有可能经污染空气通过呼吸道传播。

3. 易感人群

A组轮状病毒主要感染婴幼儿,发病率最高的年龄为6~12岁,其次为12~24月龄和2~6月龄,新生儿和成年人特别是老年人免疫力低下时也可感染。相关研究显示,人工喂养者比母乳喂养者更易发病。B组轮状病毒主要感染青壮年,健康人群抗体阳性率为20%~30%,但其他人群也可感染。C组轮状病毒主要感染儿童,成人发病较少。

4. 流行特征

轮状病毒腹泻在大部分国家全年发病,在温带国家其季节性更加明显,不同国家和地区的发病高峰季节不同,但总体以秋季到冬季的寒冷季节为主。美国、加拿大、西班牙、波兰、日本、越南等国家的研究已证实了这一规律。我国轮状病毒腹泻的季节性与世界上其他温带国家基本相同,不同地区高峰季节略有差别,但总体仍符合上述规律。各地的轮状病毒腹泻高峰期可能会相差1~2个月,通常从10月开始到次年2月结束。

四、分子流行病学特征

世界各国多年来的调查研究显示,G1~G4血清型是世界范围内轮状病毒感染最常见的流行优势株,其中G1最常见,其他依次是G2、G3、G4。四种血清型毒株分布随时间、区域的不同而有所不同,各型的毒株在不同国家所占的优势也各不相同,但在发达国家和发展中国家无明显差异。一般在某一地区不会仅存在单一血清型,一般以一种为主,同时存在其他血清型。同一地区不同年份轮状病毒血清型不同,不同国家、地区同一年份的血清型也可不同。例如,在孟加拉国1987—1997年的观察显示轮状病毒感染的血清型前3年主要是G2型,第4年变为G4型,而1995年随着G9型的出现,G4型的感染显著下降,接下来的两年G9型感染更加普遍。我国20世纪90年代,感染以G1型为主,其次是G3、G2、G4、G9型,2001年以来,G3型取代G1型成为中国优势流行株。

1983年在美国费城首次确认G9型。20世纪90年代中期以后,印度、美国、英国等数十个国家都相继报道了G9型的传播情况,西班牙等地区G9型已成为主要的流行株。这些研究提示,G9型成为继G1~G4型之后第5种最为流行的血清型。有相关报道,1998—2004年我国9个地区G9型毒株感染约占3.5%,表明我国亦存在G9型轮状病毒的流行。近年G5、G8、G10、G12型等既往检出率很低的少见血清型,分别被报道在中国、越南、巴西及泰国等地发现,且占相当大的比例。

世界范围内流行的基因型多为P[8]、P[4]型,我国目前的情况与其他国家基本一致。值得注意的是,随着检测方法的不断改进和流行病学监测网络的日益完善,发现先前认为不致病或很少致病的基因型也能引起婴幼儿腹泻。如据印度的研究显示,只有1/3的轮状病毒腹泻病例是常见的4种血清型,G1P[8]、G2P[4]、G3P[8]和G4P[8],43%是先前所谓的"新生儿株"P[6]型和G型的组合(如G1P[6]、G2P[6]等),其中最多的是G9P[6](21%),而且在此之前未见该型轮状病毒引起婴幼儿腹泻。近年来,P[6]和G5血清型的组合也受到人们关注。

五、疫苗流行病学研究

轮状病毒感染的流行病学研究认为,儿童出生几个月内很少患此病,但1岁以下的婴儿40%~90%都感染过该病毒。由于轮状病毒腹泻治疗缺乏特效药,疫苗免疫是惟一可行的预防轮状病毒腹泻高发病率和死亡率的方法。有研究表明,轮状病毒疫苗仅在非洲合理使用,每年即可挽救17万~21万婴幼儿的生命。发展轮状病毒疫苗成为当今世界卫生组织(WHO)疫苗发展计划中的首要任务之一。对轮状病毒自然感染的观察和疫苗试验证明,针对当前流行株型别的疫苗能更好地控制轮状病毒重症腹泻,但轮状病毒复杂多变的分子流行病学特点给疫苗的研制增加了困难,其主要流行的血清型和基因型随不同年份和不同地区有所变化。因此,疫苗在某地区的引进与使用,需要对该地区轮状病毒的流行情况以及监测流行株的变化规律进行评估后方可进行,以保证疫苗对当地轮状病毒控制的有效性。

第二节 诺如病毒流行病学

一、流行病学史

诺如病毒是第一个被人类发现的引起人类急性胃肠炎的病毒病原。1972年,Kapikian等人首次报道用免疫电镜发现具有小圆结构形态特征的病毒样颗粒,命名为诺瓦克病毒(Norwalk virus),此病毒分离自1968年美国俄亥俄州诺瓦克市一所小学暴发性胃肠炎病人的粪便标本,并随后证实了诺如病毒的致病性。由于早期诺如病毒不能在体外细胞培养,缺乏合适的动物感染模型,因此在随后的20多年一直采用病毒形态学特征将诺如病毒归类于小圆结构病毒。1993年,根据诺如病毒基因序列将其确定为杯状病毒,随后将许多具有与诺如病毒相似形态的小圆结构病毒称为诺瓦克样病毒(Norwalk-like virus, NLV)。2002年8月,第八届国际病毒命名委员会批准将人类杯状病毒的诺瓦克病毒更名为诺如病毒。

二、流行概况

诺如病毒是目前引起暴发性腹泻的最重要的病原之一。在医院、餐馆、学校、托儿所、孤儿院、养老院、军队、家庭及其他人群中常引起急性胃肠炎的暴发和散发。由于诺如病毒传播途径非常广泛,因此有"肠道流感"之称。在各种传播方式中,人传人的方式传播相对比较普遍,多为二代、三代患者,任何年龄的人群均可以感染。诺如病毒是仅次于轮状病毒引起非细菌性腹泻的重要病原,无论在发达国家还是发展中国家,都有极高的感染率。有相关研究显示,一些地区诺如病毒感染率高于轮状病毒。此外,诺如病毒在全球均有暴发,发达国家90%以上的暴发性腹泻由诺如病毒引起。

根据美国疾病预防控制中心监测数据显示,1996年1月至1997年6月96%的暴发性非细菌性胃肠炎由诺如病毒引起,发病数约有2300万人次,其中有50 000人住院治疗和300例死亡。1997年7月至2000年6月诺如病毒检出率占93%,餐馆和娱乐场所是最为常见的暴发地点,主要通过污染的食物传播。2000年7月至2004年6月,诺如病毒检出率在80%以上,暴发都发生在护理院、养老院和医院,人与人接触传播是最常见的传播途径。诺如病毒暴发全年均有发生,冬季常见,目前美国健康和生物防御计划研究所已将诺如病毒列为B类生物病原。

欧洲食物源性病毒检测网络近年来也加强了对诺如病毒的监测。丹麦、英国和威尔士、芬兰、德国、匈牙利、斯洛文尼亚、西班牙、瑞典、荷兰10个国家参与的 FBVE 报道 1995—2000 年 85% 以上的暴发性病毒性胃肠炎系诺如病毒所致。自 2001 年起 FBVE 对诺如病毒重点监测,发现 2002 年诺如病毒在欧洲暴发流行,除西班牙以外的其他 8 个地区诺如病毒流行异常活跃,医院和健康护理院是诺如病毒暴发流行的主要场所,诺如病毒不仅在冬季流行,而且在春季和夏季也流行。Vainio 等研究报道,2000—2005 年挪威 310 次暴发性胃肠炎中 204 次(65.8%)与诺如病毒有关,主要发生在冬春季。此后,FBVE 报道,2006 年欧洲地区再次暴发诺如病毒感染,监测显示,2006 年 10~11 月除法国、西班牙和斯洛文尼亚以外,德国、丹麦、芬兰、英国、匈牙利、爱尔兰、意大利、荷兰、挪威、瑞典 10 个国家的诺如病毒流行强度明显高于 2004 年和 2005 年同期,而且部分地区在夏季已开始出现诺如病毒流行,此次暴发流行与水源有关。

亚洲发达地区也存在诺如病毒暴发流行的情况。Hamano 等研究报道,日本冈山地区 77% 急性暴发性非细菌性胃肠炎与诺如病毒有关,2006 年日本全国发生了 25 年来最严重的诺如病毒感染,主要通过人与人之间传播。Wu 等研究报道,2004 年 11 月 23 日至 2005 年 3 月 9 日台湾地区 10 个县报告的 12 次暴发性胃肠炎中,诺如病毒都被检出。香港卫生署腹泻病例监测项目的资料显示,2001 年 7 月至 2002 年 6 月采集的暴发性肠胃炎病人粪便标本中,诺如病毒阳性率82.8%。

我国对于诺如病毒的研究起步较晚,1990年首先在河南省急性腹泻门诊收集的腹泻患儿中检出2株诺如病毒。此后,在北京、长春、上海、广州等地区先后报道了儿童中存在散发的诺如病毒感染引起的腹泻病例,阳性率达11.73%～27.78%。2003年起,广东、广西等地不断有暴发疫情发生,表明我国诺如病毒感染亦相当普遍。诺如病毒胃肠炎日益成为一个全球范围内重要的公共卫生问题。

三、流行病学特征

1. 传染源

患者、隐性感染者及病毒携带者的粪便和呕吐物是诺如病毒的主要传染源。

病毒感染后粪便排毒时间短暂,一般不超过72小时。病程较长和病情较重者,其排病毒期也较长。

2. 传播途径

粪-口传播为主要传播途径,被污染的食物或水果导致暴发流行,人-人接触常引起散发流行。含有诺如病毒的呕吐物和排泄物对环境造成污染后,可形成气溶胶,经空气传播造成传播。

3. 易感人群

人群普遍易感,多见于7岁以下儿童和老年人,10岁儿童大约有75%已有特异性抗体,感染后免疫力短暂。

4. 流行特征

诺如病毒腹泻广泛分布于世界各地,在全世界范围内均有流行,全年各季节均可发生感染,寒冷季节呈现高发,感染对象主要是成人和学龄儿童。美国每年在所有的非细菌性腹泻暴发中,60%~90%由诺如病毒引起。荷兰、英国、日本、澳大利亚等发达国家也都有类似结果。在发展中国家,诺如病毒感染性腹泻普遍存在,也常引起暴发流行。在我国5岁以下腹泻儿童中,诺如病毒检出率为15%左右。血清抗体水平调查表明我国人群中诺如病毒的感染亦十分普遍。

四、分子流行病学特征

在不同地区和不同时期可有多种诺如病毒毒株流行,也可出现同一优势株流行。20世纪90年代中后期,欧美国家引起暴发性胃肠炎的诺如病毒流行株属于GⅡ.4型。

根据1996、2002年和2004年的观察,GⅡ.4基因型出现新的变异株与世界范围内诺如病毒高水平暴发感染有关。比如US95/96株于1995—1996年在美国暴发性胃肠炎中成为优势株(55%),随后在巴西、加拿大、中国、德国、荷兰、英国和澳大利亚的诺如病毒暴发感染中相继被检出;2002年FBVE报道欧洲变异株GⅡ.4-2002与欧洲地区暴发性胃肠炎有关,在德国、荷兰和英国威尔士153次暴发性胃肠炎中占

86%,同时期与欧洲变异株一致的 Farmington Hills 病毒株和 b4s6 病毒株分别与 2002 年美国、2002—2003 年英格兰的诺如病毒暴发感染有关。

2004 年以 Hunter 病毒为代表的 GⅡ.4 变异株在澳大利亚、荷兰、台湾地区及日本流行传播,2004—2005 年挪威也发现诺如病毒暴发感染中变异株 GⅡ.4-2004 优势流行。我国香港 2002—2005 年诺如病毒基因型监测报告 GⅡ.4 是优势株,并在 2002 年和 2004 年发现新的 GⅡ.4 变异株。

FBVE 报告 2006 年 10~11 月在几个监测地区发生的 108 次暴发性胃肠炎中分离到的 87 株诺如病毒(81%)属于 GⅡ.4 基因型,51(47%)为新的 GⅡ.4 变异株 2006a,24(22%)为变异株 2006b。变异株 GⅡ.4-2006 自 2005 年 12 月开始出现,很快在欧洲传播,与至少 45 次游船暴发诺如病毒有关。

诺如病毒基因型 GⅡ.4 不断进化变异可能会获得更强的毒力或者环境及宿主适应能力,因此,可能会在人群中造成更广泛的流行传播。

第三节 札如病毒流行病学

一、流行病学史

札如病毒原型株 Sapporo virus 病毒自 1977 年在

日本 Sapporo 市被发现以来,由于无法进行体外培养且没有合适的动物模型,因此,相关研究非常缺乏,与同属杯状病毒科的诺如病毒相比,其研究明显不足。国内关于札如病毒较系统的流行病学研究也比较少见,但近年来的实验室结果显示,札如病毒在我国儿童中有一定的检出率,因此,提示札如病毒可能也是导致我国儿童急性腹泻的重要病原体之一。

二、流行概况

札如病毒在世界各地广泛分布,感染率各不相同。较早的相关研究表明,札如病毒在世界范围内的感染率为 0.3%～9.3%。如 Phan 等研究报道,日本对 2002 年 7 月至 2003 年 6 月收集的婴幼儿腹泻患者粪便标本进行札如病毒检测,阳性率为 6.7%;泰国对 2000 年 5 月至 2002 年 3 月收集的急性胃肠炎住院患儿标本进行札如病毒检测,阳性率为 3.5%;巴基斯坦急性胃肠炎住院婴幼儿中札如病毒检测率为 3.2%;马拉维 5 岁以下急性胃肠炎住院患儿札如病毒检测阳性率为 2%。

最近有研究表明,实际的阳性率可能要超过这个数值,因此,既往资料可能低估了札如病毒的感染率。丹麦的一项研究收集了 2005—2007 年急性腹泻门诊 3 岁以下患儿标本进行检验,发现札如病毒的检出率为 9%,而日本的一项研究检出率更是达到了 19.2%。

国内一些相关研究却明显低于国外研究,兰州地区2003—2007年急性腹泻患儿检测,札如病毒阳性率为1.13%;对我国9省、市札如病毒流行情况的调查得出,急性腹泻患儿札如病毒总检出率为0.9%。而上海地区的相关研究显示,札如病毒阳性检出率为6.48%,明显高于国内的其他研究,与国外的研究较为接近。

国内的相关研究结果差异较大,其原因主要有两部分,一是检验方法的不同,国内札如病毒多采用的检验方法为普通RT-PCR方法,而上海地区研究采用的是实时荧光RT-PCR方法,在检验方法上上海地区较为先进;二是入选病例的不同,国内外大部分调查研究对象为住院的急性腹泻患儿,而上海地区研究选择的是门诊急性非细菌性腹泻患儿。相关研究表明,札如病毒所导致的腹泻可能症状比轮状病毒及诺如病毒等引起腹泻症状要轻,所以,可能较多的札如病毒引起症状较轻的急性腹泻患儿并没有住院治疗,从而导致了我国札如病毒部分研究检出率偏低。

此外,常昭瑞等研究发现,札如病毒阳性标本存在与轮状病毒、星状病毒等肠道病毒的混合感染,混合感染率为20%,说明札如病毒的混合感染现象比较普遍。

三、流行病学特征

1. 传染源

患者、隐性感染者及病毒携带者的粪便和呕吐物是札如病毒的主要传染源。患者病后 2 天内排毒量最多,其后逐渐减少,9~10 天后消失。

2. 传播途径

粪-口传播为主要传播途径。

3. 易感人群

人群普遍易感,其中,儿童和老年人发病率较高。新生儿从母体得到的被动免疫只能保护 3 个月,其后即成为易感者。6 岁以内为感染高发期。

4. 流行特征

国外的研究认为,札如病毒的季节分布在 3~5 月,可能存在一个高峰;而国内的大部分研究并未得到相同的季节分布特点,上海地区的研究显示,可能在寒冷季节 12 月至次年 2 月存在一个发病高峰,在 4 月存在一个小高峰。

四、分子流行病学

札如病毒是单股正链 RNA,其分为 5 个遗传组(GⅠ~GⅤ),已知 GⅠ、GⅡ、GⅣ和 GⅤ感染人,而 GⅢ感染猪。Akihara 等人对札如病毒的多样性进行了研究,发现札如病毒遗传组 GⅠ和 GⅡ分别有 8 个基因型和 5 个基因型。札如病毒在不同地区的流行株可不同,同一个地区的流行株也不同,因此,札如病毒存在较强的变异性和流行的复杂性。

方肇寅等人对 1999 年 1 月至 2005 年 6 月收集的我国 13 个地区 5 岁以下婴幼儿腹泻粪便标本进行的札如病毒检测中,鉴定到均属 GⅡ 遗传组的 5 株札如病毒,其中 4 株为兰州 2005 年的毒株,1 株为北京 1999 年的毒株。兰州株与参考株的差异相对较小,同源性均为 90% 以上,北京株与参考株的差异较大。

常昭瑞等人对 2006 年 2 月至 2007 年 1 月我国安徽、福建、海南、河北、河南等 9 个地区 5 岁以下腹泻患儿的粪便标本的检验中发现,10 株毒株分布在海南、广西、吉林、上海、陕西 5 个地区,分属于 2 个基因组、3 个基因型,分别为 GⅠ/1、GⅡ/3 的 GⅡ/3。其中从上海分离的 2 株札如病毒分别属于 2 个不同的遗传组,提示上海存在多基因型札如病毒流行,其中 1 株上海札如病毒与 2007 年在甘肃省分离的 1 株札如病毒同源性较高,而与其他 9 株札如病毒同源性较低,进一步说明札如病毒基因变异的存在。

第四节　肠道腺病毒流行病学

一、流行病学史

20世纪50年代初,Rowe等在切除发生自发性退行性病变的儿童腺体细胞培养物中首次发现了腺病毒。1975年,Flewett等人利用电镜技术首次从急性胃肠炎患儿粪便中观察到与婴幼儿胃肠炎直接相关的腺病毒,这些腺病毒均不能在常规的腺病毒细胞培养系统中培养,称之为肠道腺病毒,其主要指亚属F的AdV40和AdV41。1981年,Takiff等人首次用Graham293细胞分离成功,推动了对肠道腺病毒的研究。1995年,程绪杰等人首次从腹泻患儿粪便中分离到肠道腺病毒。

二、流行概况

腺病毒是婴幼儿腹泻的一个重要病原,而且被认为是引起重症腹泻的仅次于轮状病毒的第2位病原。腺病毒感染呈全球分布,世界各地都有相关报道。目前应用ELISA和PCR实验技术,婴幼儿急性腹泻中腺病毒的检出率在1.1%～12%。同时相关报道也显示,在无症状儿童的粪便标本中检测出肠道腺病毒,说明腺病毒也能引起隐性感染。

我国相关研究检测结果显示,2006—2007年,腺病毒在中国5个地区婴幼儿腹泻标本中的总检出率为3.00%(1.52%~6.17%),低于日本、韩国、巴西、尼日利亚等亚非国家报道的4.4%~23%,略高于越南的2.8%,腺病毒的检出率低于轮状病毒、杯状病毒(诺如病毒和札如病毒)、星状病毒,为第4位的腹泻病原,这与多个地区的检测结果一致。其中,肠道腺病毒的检出率为1.68%(0~2.09%),低于日本、伊朗、爱尔兰的检测结果(2.6%~5%)。此外,相关研究显示,深圳、福州、青岛和兰州等地对婴幼儿腺病毒腹泻的研究表明肠道腺病毒检出率为5.0%~38%。各地检出率存在一定的差异,主要原因是实验室所采用的检验方法不尽相同。

三、流行病学特征

1. 传染源

患者、隐性感染者和病毒携带者是肠道腺病毒的主要传染源,病后粪便排毒可持续10~17天,极少数病人的排毒期可达数月至数年。腺病毒有多种宿主动物,但很少有动物作为传染源的报道。

2. 传播途径

粪-口传播为主要传播途径,部分患者可由人-人接触传播,少数患者可由呼吸道传播。易感者可通过接触或食用带病毒粪便污染的物品或食品而造成传播。虽然接触传播和水源传播为腺病毒性结膜炎、角膜炎、咽炎、扁桃体炎、支气管肺炎的主要传播方式,但在腺病毒性胃肠炎传播中的作用相对有限。

3. 易感人群

3岁以下的婴幼儿为肠道腺病毒的主要易感人群,约占腺病毒性胃肠炎患者的90%,大多数病例集中在24~36月龄,约半数病人为隐性感染,成人病例很少见。病后可获得一定的免疫力,免疫力随年龄的增长而增强。腺病毒性胃肠炎病人的性别比例为(1.5~2.0):1。

4. 流行特征

腺病毒感染在各种病原体所致急性胃肠炎中的构成比为3.2%~12.5%。欧洲、美国和澳大利亚等发达国家和地区的儿童腹泻标本腺病毒检出率为1.1%~12.9%,发展中国家的检出率高于发达国家。

国内外有关研究发现,腺病毒感染呈现多季节分布的特征,腺病毒腹泻全年都可发生。尼日利亚、韩国、台北地区等相关报道显示,腺病毒感染没有季节差异;伊朗相关研究结果显示,腺病毒流行高峰出现在冬季;西班牙研究表明,9月有一个腺病毒感染高峰期。中国福州地区的监测表明,腺病毒感染病例以秋、冬季多见,占所有感染者的50%以上;而国内另一项研究结果提示,腺病毒感染在4月和10月出现两个高峰,其检出率分别为6.19%和5.61%,与非流行月份相比,差异均有统计学意义。

腺病毒性胃肠炎最常见的流行环境是社区、托幼中心和医院,以散发或暴发形式流行。社区流行多表现为散发,托幼中心和医院流行则多表现为暴发。与腺病毒性胃肠炎病人接触的易感儿童约为50%获得感染,获得肠道腺病毒感染的儿童约50%表现为显性感染。

四、分子流行病学

腺病毒感染终年发生。虽然与腺病毒相关的结膜炎、角膜炎、咽炎、扁桃体炎、支气管肺炎多流行于晚冬、春天和初夏,但腺病毒血清型40感染没有明显的季节性,血清型41感染则多发于晚秋。肠道腺病毒的阳性率逐年发生变化,一般范围在0.7%~6.5%。肠道腺病毒的构成比每年也不尽相同,1985年以前AdV40与AdV41的构成比相似,1986年以后AdV41占优势,并有逐年上升趋势;血清型41占优势可能是因为其发生抗原漂移而导致的重复感染。

腺病毒腹泻的分子流行病学研究表明,目前全世界范围内以肠道腺病毒为优势毒株(占65%以上),非肠道腺病毒也占有一定比例,以AdV2、AdV3、AdV5、AdV8、AdV31为多见型别。研究发现,在肠道腺病毒中,自20世纪90年代以来,世界范围内多个国家和地区的AdV41检出率已超过AdV40,韩国1998—2001

年研究显示,AdV3 和 AdV8 成为仅次于 AdV41 的流行毒株,无 AdV40 检出;越南 2002—2003 年腺病毒检出率为 3.2%,均为 AdV41,说明曾作为优势毒株的 AdV40 近年来在部分国家腺病毒腹泻中的比例已经锐减,而 AdV41 在全世界范围内已经成为第一流行毒株。中国地区的腺病毒腹泻病原型别以 AdV41 为主,其次为 C、B、A 种腺病毒,而 AdV40 的构成比最低,但在部分地区,非肠道腺病毒的检出率已经超过肠道腺病毒,说明由非肠道腺病毒引起的腹泻已不容忽视。此外,人们之前认为除了 AdV40 和 AdV41,其他腺病毒并不能引起腹泻,但有相关研究表明,其他非肠道腺病毒也可能引起腹泻。此外,据美国的一项研究表明,在胃肠炎患者腹泻标本中发现了 AdV52 型,其致病机制尚未清楚。

第五节 星状病毒腹泻流行病学

一、流行病学史

星状病毒于 1975 年由 Appleton 和 Higgins 在一次产科病房婴儿的暴发性胃肠炎粪便中通过电镜(EM)首次发现。在电镜下,该病毒的大小和形态学特征与先前发现的轮状病毒、诺如病毒等胃肠炎病毒均有差异,而且病毒颗粒呈现五六个角的特征性外观,状如星形,后由 Madeley 和 Cosgrove 将其命名为"星状病毒"。此后,该类病毒陆续在多种动物如羊、牛、猫、鹿、犬、猪、火鸡、鸭等的胃肠炎粪便中检测到,而且证实其与胃肠炎间存在病原学联系。

二、流行概况

自 1975 年星状病毒被首次发现与腹泻病相关以来,很长一段时间里人们认为它只会引起散发的、较轻微的腹泻,但随着分子生物学技术的发展,对星状病毒的各项研究逐渐深入,人们逐渐认识到星状病毒是引发急性病毒性胃肠炎仅次于轮状病毒的主要病原之一,同时也是婴幼儿、老年人、免疫功能低下或缺失者急性腹泻的重要病原之一,它既可引起散发和医源性感染,也能引起暴发。泰国早期的一项研究显示,用单克隆抗体检测门诊急性胃肠炎患儿粪便中的星状病毒,其检出率为 6.8%,而无胃肠炎儿童的检出率仅为 2%。一些国家的同类调查结果发现,星状病毒感染相当普遍,其致病性越来越不容忽视,如尼日尔的检出率为 1.5%,巴西的检出率为 4.8%,危地马拉的检出率为 7.3%,美国和英国均为 4%。

在中国,2002 年北京儿童医院 288 例住院患儿粪便中星状病毒检出率为 9.0%;2002—2003 年武汉市儿童医院报道的星状病毒检出率为 11%;2004—2006 年台湾省南部的腹泻患儿中,星状病毒检出率为

2.7%;2007年郑州儿童医院住院腹泻患儿中星状病毒检出率为4.2%;中国疾病预防控制中心对1998—2005年7个地区5岁以下住院腹泻患儿的调查显示,星状病毒的平均检出率为5.5%。

三、流行病学特征

1. 传染源

患者、隐性感染者和病毒携带者是星状病毒性胃肠炎的主要传染源。

患者的急性期粪便中有大量病毒颗粒,病后可持续排毒4~8天,极少数可长达1个月。

2. 传播途径

粪-口传播为主要传播途径,也可以通过被污染的食物、水和物体表面以及人-人接触的方式进行传播。人-人接触传播多引起散发流行,水及食物被污染时则可引起暴发流行。有相关研究显示,传播杯状病毒的主要媒介如牡蛎等海生食物及公共娱乐水域也可能是传播星状病毒的媒介。

3. 易感人群

人群普遍易感,多见于5岁以下的儿童,发病率为2.1%~13.9%。其中50%以上发生于2岁以下的婴幼儿,10岁时大约有75%已有特异性抗体。成人病例主要出现在免疫功能低下病人及养老院中的老年人群。

星状病毒的感染后免疫不完全清楚。星状病毒性腹泻主要发生于婴幼儿,也可见于老年人,提示星状病毒感染可获得跨越成年期的保护性免疫,进入老年期而逐渐消失。有研究指出,人类星状病毒感染获得的免疫在7个血清型之间没有交叉保护作用。

4. 流行特征

星状病毒与轮状病毒一样,其感染有明显的季节性,一般在温带地区的流行季节为秋、冬季,在热带地区的流行季节为雨季。日本的星状病毒感染多发生在轮状病毒流行季节之后的冬末和初春。1982年,日本Konno等人首次报道了一起发生在幼儿园内由星状病毒引起的暴发流行性胃肠炎。1989—1992年间,日本又有数次与星状病毒相关的急性胃肠炎的暴发流行,发病场所有饭店、学校、餐厅等,发病者涉及成人、中学生及不同年龄段儿童。巴西的流行季节是3~5月。在我国北京星状病毒的感染主要集中在10月至次年3月(即秋、冬季),与轮状病毒的流行季节相似。

星状病毒感染常合并轮状病毒感染。法国一项有关婴幼儿急性胃肠炎的研究显示,星状病毒阳性(6.3%)粪便中,单纯星状病毒感染约为43%,合并轮状病毒感染49%,另有约8%合并杯状病毒感染。

四、分子流行病学

目前星状病毒共分为 8 个血清型,分别为 AstV-1、AstV-2、AstV-3、AstV-4、AstV-5、AstV-6、AstV-7、AstV-8。血清型流行情况可因不同地区、不同年份而不同,目前大多数实验室报道以血清型 1 型为主,同时合并其他血清型感染。如 1993—1998 年在美国弗吉尼亚州一家幼儿园流行的血清型主要是 1 型合并 2 型感染;1995—1998 年间在日本主要是 1 型合并 3 型和 4 型感染。在巴西近 20 年的研究显示,星状病毒感染率达 6.1%~14%不等,其中血清型 I 型占主导地位为 60%~70%,虽然个别基因序列有一些变异,但由此引起氨基酸变化的很少见,提示 AstV-1 很稳定,同时还有其他如 AstV-2(17%)、AstV-8(9%)和 AstV-4(3%)等型别的感染;印度对急性水样便腹泻患儿的研究表明,星状病毒感染率为 5.8%,其中 52%为星状病毒单一感染;日本在 1995—1998 年主要是 1 型合并 3 型和 4 型感染;在埃及则主要以 1 型为主(43.4%),其他依次合并 5 型(15.7%)、8 型(12%)、3 型(12%)、6 型(7.2%)、4 型(4.8%)和 2 型(2.4%)感染;Walter 等研究报道,墨西哥城在 1988—1991 年星状病毒的流行以 2 型为主,占 42%,其后依次为 4 型(23%)、3 型(13%)、1 型(10%)、5 型(6%)和 7 型(6%)。目前,国内有实验室报道,河南及北京地区以血清型 1 型流行为主,仅个别年份以血清型 5 型流行为主,但目前尚无准确、全面地显示我国各地星状病毒感染血清型的流行病学资料。

Kriston 等对英国伦敦儿童进行星状病毒血清 1 型和 6 型 IgG 抗体检测,结果显示,新生儿具有母传 AstV-1 型抗体,5 个月时母传抗体几乎消失,随后的 6 个月又重新迅速获得抗体,5 岁儿童抗体阳性率达 90%,而仅 20% 的新生儿具有 6 型抗体,1～3 岁时儿童抗体阳性率为 10%～30%。Mitchell 等在美国的研究结果类似,普遍流行的血清型 1 型相应抗体水平较高,较少流行的型别(如 3 型)抗体水平则较低。成人普遍有星状病毒抗体存在,但这些抗体可能只有部分保护作用,相关研究显示,给志愿者口服星状病毒后可以诱发轻度腹泻。Koopmans 等对荷兰 Utrecht 州人群进行星状病毒各血清型中和抗体检测,结果显示,91% 为 1 型,69% 为 3 型,46% 为 4 型,36% 为 5 型,16% 为 6 型,10% 为 7 型;并且发现,5 型抗体阳型的人群其他型抗体水平低于 1～4 型抗体阳型的人群,提示了 5 型星状病毒的流行病学特点可能与其他型别有所不同。

第六节 冠状病毒腹泻流行病学

一、流行病学史

人冠状病毒分为两种,即人呼吸道冠状病毒和人肠道冠状病毒。1965年首次在感冒病人标本中分离出人呼吸道冠状病毒(HCV),而人肠道冠状病毒(HECV)于1975年由Caul等人在胃肠炎病人粪便中发现。冠状病毒是从形态学上命名的一组病毒,在负染色标本中,电镜观察到像正粘病毒样形态,毒粒四周具有排列均匀的花瓣状突起使整个外观如日冕,故称日冕病毒或冠状病毒。肠道冠状病毒不仅在人类中引起腹泻,而且在许多动物中(如猪、牛、犬、猫、兔等)也广泛存在,其发病率和死亡率比人类高得多,直接影响经济建设。

二、流行概况

肠道冠状病毒在世界各地分布很广,自被发现以来,印度、法国、意大利和美国相继发现了该病毒。印度南部儿童和成人的粪便中90%可看到多形态的冠状病毒样颗粒,美国、英国、法国也曾报道有暴发流行。我国的吉林、江苏等省也发现有肠道冠状病毒流行。

三、流行病学特征

1. 传染源

患者、隐性感染者和病毒携带者是冠状病毒性胃肠炎的主要传染源。患者病后排毒时间一般较长。相关调查结果显示,约45%感染者出现临床症状。

2. 传播途径

人-人接触传播为主要传播途径。相关研究发现,肠道冠状病毒在医院保育员和护士中发病率很高,有家庭聚集性,在亲属、邻居和母婴中可造成传播。

3. 易感人群

婴儿和新生儿为肠道冠状病毒的主要易感人群,成人发病较为少见。

4. 流行特征

肠道冠状病毒发病高峰在秋季和初冬,与轮状病毒的流行季节相似。有相关报道显示,肠道冠状病毒流行高峰在轮状病毒和腺病毒流行之后,轮状病毒在2~3月和9~10月流行;腺病毒在2~3月和6~7月流行;肠道冠状病毒在7月和9~11月流行。相关研究发现,肠道冠状病毒在印度和我国具有部分地区多年连续流行的特点,热带地区比欧洲或北美洲相对感染比例更高。

第七节　肠道病毒流行病学

病毒性胃肠炎与肠道病毒感染虽然都涉及肠道且都由病毒所引起,却是两类不同的疾病。它们的病原完全不同,分属于不同的科。发病机制与临床症状也完全不同,病毒性胃肠炎主要病变在肠道,临床主要引起水样腹泻,病程一般呈自限性;肠道病毒虽然也经粪-口感染,但病毒侵袭全身,开始在肠内繁殖,也在粪便中排出,但其发病机制与病毒性胃肠炎大不相同,主要病变不在肠道,而是累及皮肤、黏膜、心肌、呼吸系统及中枢神经系统。少数严重患者甚至死亡。

肠道病毒目前主要包括脊髓灰质炎病毒(Poliovirus)、柯萨奇病毒(Coxsakieviruses)、埃可病毒(Echovirus)和新型肠道病毒。由于 2000 年 10 月 29 日 WHO 认证包括中国在内的西太平洋地区 37 个国家和地区已成为无脊灰野病毒流行的国家,所以在本节中主要对柯萨奇病毒、埃可病毒和新型肠道病毒即非脊髓灰质炎肠道病毒(NPEV)做一简要的介绍。

肠道病毒绝大部分为无症状带毒者,发病很少,腹泻肠炎主要侵犯其他很多脏器,特别是中枢神经系统。

虽然叫肠道病毒,病毒也从粪便排出,但很少产生胃肠炎如呕吐、腹泻等症状,这与轮状病毒完全不同。患者病后 1 周粪便排毒最多,可保持 2~4 周之久,少数可在病后 70 天仍能检出病毒。

一、流行病学史

柯萨奇病毒是 1948 年在美国纽约州柯萨奇镇从一名疑似脊髓灰质炎患者粪便中用接种乳鼠的方法首次分离出来的,该病毒因而得名。

埃可病毒是 1951 年脊髓灰质炎流行期间从患者粪便中分离的能使培养细胞发生病变的非脊髓灰质炎病毒。当时对该病毒与疾病有何关系尚不了解,故被命名为人类肠道细胞病变孤儿病毒(ECHOV),简称为埃可病毒。

新型肠道病毒是自 1969 年以来分离的肠道病毒新血清型,不再归属于柯萨奇病毒和人埃可病毒的统称。按抗原排列顺序分别命名为肠道病毒 68、69、70、71 型,68 型是从患支气管炎和肺炎儿童的呼吸道分离出来的;69 型是从墨西哥 Toluca 地区一名健康儿童直肠拭子中分离出来的,尚未发现与人类任何疾病有关;肠道病毒 70 型引起急性出血性结膜炎,故又称为急性出血性结膜炎病毒;肠道病毒 71 型从脑膜炎、脑炎或类似脊髓灰质炎麻痹患者体内分离得到,是世界各地引起中枢神经系统疾病的重要原因,有时可以导致死亡。

二、流行概况

肠道病毒感染在世界范围内广泛存在。据相关研究显示,目前80%~92%有明确病原的无菌性脑膜炎是由肠道病毒引起的,而且引起无菌性脑膜炎的肠道病毒基本上都是非脊髓灰质炎肠道病毒,其中以埃可病毒和柯萨奇B病毒最为常见,不过近年来EV71引起的脑膜炎也不在少数。除了脑膜炎外,现已证实心肌炎、无症状发热、胸膜痛和1型糖尿病等也和非脊髓灰质炎肠道病毒感染有密切关系。虽然非脊髓灰质炎肠道病毒感染多为隐性感染,一般仅有10%的感染者出现临床症状,但因其传播途径容易实现,可通过多种途径进行传播,并造成暴发和流行,从而成为严重的公共卫生问题。例如,1997年在哥麦耳暴发的由Echo30所致的脑膜炎就是水源污染造成的介水传播。非脊髓灰质炎肠道病毒所致脑膜炎不仅在卫生条件较差的发展中国家情况严重,即使在卫生环境较好、监测手段较先进的发达国家其流行情况也较为多见。相关研究显示,美国每年有500万~1亿人感染肠道病毒,其中就有3万~5万人由于脑膜炎而住院治疗。

三、流行病学特征

1. 传染源

患者、隐性感染者和病毒携带者是肠道病毒的主要传染源。

2. 传播途径

粪-口传播是肠道病毒的主要传播途径。此外,肠道病毒也可通过其他多种途径进行传播,如水、呼吸道、人-人接触和胎盘等。

3. 易感人群

儿童和婴幼儿是肠道病毒的主要易感人群,成人发病比较少见。

4. 流行特征

肠道病毒的流行在时间和空间分布上有一定特点。某些血清型的病毒具有地方性,在某个固定的地理环境中常年存在,仅发生少许或渐进性的抗原改变,所致疾病的发病高峰一般在每年的夏季;而有些血清型则引起周期性的暴发流行,只在流行期间内检出大量病毒,平时很少检测到。

参考文献

[1] Parashar UD, Burton A, Lanata C, et al. Global Mortality Associated with Rotavirus Disease among Children in 2004 [J]. The Journal of Infectious Diseases, 2009, 200 (s1): S9-15

[2] Anderson EJ. Prevention and treatment of viral diarrhea in

pediatrics[J]. Expert Rev Anti Infect Ther, 2010, 8(2): 205-217

[3] 洪涛,王大燕. 胃肠炎病毒的研究进展[J]. 传染病信息, 2006,19(1):10-11

[4] Evan W, Zhao Yinfang, Jin Xu, et al. The epidemiology and burden of rotavirus in China: A review of the literature from 1983 to 2005[J]. Vaccine, 2007, 25:406-413

[5] 张春芳,金玉,张又,等. 兰州地区婴幼儿腹泻轮状病毒的分型特点[J]. 中华儿科杂志,2002,40(7):409-412

[6] Santos N, Hoshino Y. Global distribution of rotavirus serotypes/genotypes and its implication for the development and implementation of an effective rotavirus vaccine[J]. Rev Med Virol, 2005, 15:29-56

[7] 董巧丽,金玉,章著,等. 兰州地区婴幼儿轮状病毒和杯状病毒腹泻的研究[J]. 临床儿科杂志,2005,23(6):364-367

[8] Fang ZY, Wang B, Kilgore PE, et al. Sentinel hospital surveillance for rotavirus diarrhea in the People's Republic of China, August 2001-July 2003[J]. J Infect Dis, 2005, 192(1):S94-99

[9] 方肇寅,齐锦,杨辉,等. 我国 1998—1999 年流行的婴幼儿腹泻轮状病毒的分型研究[J]. 病毒学报,2001,17:17-23

[10] Neske F, Blessing K, Tollmann F, et al. Real-time PCR for diagnosis of human bocavirus infections and phylogenetic analysis[J]. J Clin Microbiol, 2007, 45(7):2116-2122

[11] 章青,王端可,叶新,等. 中国 1998—2004 年型轮状病毒分子流行病学研究[J]. 中华计划免疫,2006,6:476-479

[12] 方肇寅,张丽杰,张著,等. 中国轮状病毒腹泻的流行病学和疾病负担[J]. 中国计划免疫,2005,11(增刊):11-17

[13] Duan ZJ, Li DD, Zhang Q, et al. Novel human rotavirus of genotype G5P[6] identified in a stool specimen from a Chinese girl with diarrhea[J]. Journal of clinical microbiology, 2007,45(5):1614-1617

[14] Ahmed K, Anh DD, Nakagomi O. Rotavirus G5P[6] in child with diarrhea, Vietnam[J]. Emerging infectious diseases, 2007,13(8):1232-1235

[15] Cannon JL, Papafragkou E, Park GW, et al. Surrogates for the stdy of norovirus stability and inactivation in the environment: A compatison of murine norovirus and feline calicivirus[J]. Journal of Food Prot,2006,69(11):2761-2765

[16] Cheng PK, Wong PK, Chung TW, et al. Norovirus contamination found in Oysters wordwide[J]. J Med Virol,2005, 76(4):593-597

[17] Godoy P, Izcara J, Bartolome R, et al. Outbreak of foodborne Norovirus associated with the consumption of sandwiches[J]. Med Clin(Bare),2005,124(5):161-164

[18] 徐锦,孙家娥,丁韵珍,等. 2001年至2005年上海部分地区腹泻住院患儿诺如病毒分子临床流行病学研究[J]. 中国循证儿科杂志,2005,3(5):340-344

[19] 吴疆,高志勇,刘桂容,等. 北京地区诺如病毒感染的流行病学调查[J]. 中华流行病学杂志,2007,28(7):667-670

[20] 方肇寅,温乐英,晋圣谨,等. 在我国腹泻患儿中发现诺瓦克样病毒感染[J]. 病毒学报,1995,11:215-219

[21] 谢华萍,方肇寅,王光,等. 长春市儿童医院 1998—2001 年婴幼儿杯状病毒腹泻流行病学研究[J]. 病毒学报, 2002,18:332-336

[22] 陈冬梅,张又,钱渊,等. 北京地区婴幼儿人类杯状病毒感染状况及型别分析[J]. 中华儿科杂志,2002,40(7): 398-401

[23] 叶新华,金玉,方肇寅等. 兰州地区 2003—2007 年急性腹泻住院患儿中札如病毒感染情况研究[J]. 中华流行病学, 2008,29(8):843-844

[24] 谢健屏,方肇寅,龚四堂,等. 2001 年广州市婴幼儿杯状病毒腹泻病的基因研究[J]. 中华儿科杂志,2003,41(11): 842-844

[25] Blanton LH, Adams SM, Bread RS, et al. Molecular and epidemiologic trends of caliciviruses associated with outbreaks of acute gastroenteritis in the United States 2000—2004[J]. J Infect Dis,2006,193(3):413-421

[26] 陈冬梅,张又,钱渊,等. 我国婴幼儿中存在不同基因型杯状病毒的感染[J]. 病毒学报,2001,17:265-269

[27] 陈军林,王滔,高建民,等. 福州地区腹泻患者诺瓦克样病毒感染的分子流行病学特点[J]. 中国人兽共患病杂志, 2003,19(2):83-85

[28] 戴迎春,聂军,刘翼,等. 广州地区人类杯状病毒感染的初步研究[J]. 第一军医大学学报,2004,24(3):296-299

[29] 詹惠春,聂军,刘翼,等. 广州儿童秋冬腹泻中人类杯状病毒感染的分子流行病学研究[J]. 南方医科大学学报, 2006,26(7):967-970

[30] 刘翼,戴迎春,姚英民,等. 广州某医院儿童秋冬季腹泻诺瓦克样病毒感染的分子流行病学研究[J]. 中华流行病学杂志,2005,26(7):49-52

[31] 金玉姬,岳丽杰,李蔷,等. 深圳地区婴幼儿人类杯状病毒感染状况及基因型分析[J]. 国际检验医学杂志,2008,23(4):49-52

[32] 吕红霞,方肇寅,谢华萍,等. 河北省卢龙县一年婴幼儿杯状病毒腹泻流行病学研究[J]. 中华流行病学杂志,2003,24(12):1118-1121

[33] 金玉,黄湘,方肇寅,等. 兰州地区婴幼儿病毒性腹泻的分子流行病学研究[J]. 中国实用儿科杂志,2006,21(1):15-18

[34] 程绪杰,王树惠,张云,等. 我国肠道腺病毒的分离与鉴定[J]. 中国医学科学院学报,1995,17(1):16-19

[35] Li L, Phan TG, Nguyen TA, et al. Molecular epidemiology of adenovius infection among pediatric population with diarrhea in Asia. Microbiol Immunol,2005,49(2):121-128

[36] 刘春艳,申昆玲,王树欣,等. 北京儿童医院住院的腹泻患儿星状病毒感染分析[J]. 中华儿科杂志,2002,40(7):402-404

[37] 方肇寅,孙亚萍,叶新华,等. 中国七个地区1998—2005年急性腹泻住院患儿中星状病毒感染研究[J]. 中华流行病学杂志,200627(8):673-676

(高 飞)

第四章 临床学

第一节 轮状病毒腹泻

一、病因及病理

轮状病毒于 1973 年最早由 Bishop 从澳大利亚腹泻儿童肠活检上皮细胞内发现,形成如轮状,故命名为"轮状病毒"。病毒颗粒含双股 RNA,直径 70nm,也有呈直径为 55nm 的缺损病毒。用电泳法分型为 7 组,即 A、B、C、D、E、F、G 组,最近又发现副轮状病毒。首先发现的轮状病毒是 A 组,B 组轮状病毒最早在中国发现可致成人腹泻,C 组最早于 1988 年在日本发现。A、B、G 三组能引起人畜共患病,其他组主要引起动物腹泻,少数感染人群。人轮状病毒至少有 4 个血清型,各型之间无交叉免疫保护作用。轮状病毒对理化因素的抵抗力较强,耐乙醚和弱酸,在 -20℃可以长期保存,56℃ 1 小时可被灭活。此病毒可在猴肾原代细胞中传代和繁殖。

轮状病毒主要侵犯小肠绒毛上皮细胞,使上皮细胞脱落,代之以缺乏消化酶的鳞形或方形上皮细胞。因此正常肠黏膜上存在的绒毛酶如麦芽糖酶、蔗糖酶、乳糖酶均减少,导致吸收功能障碍。由于乳糖及其他双糖不能被消化吸收而滞留在肠内,造成肠黏膜与肠腔渗透压的改变,使液体进入肠腔而造成渗透性腹泻。病变部位主要位于十二指肠及空肠,上皮细胞可变为方形或不整形,但多数肠黏膜细胞尚正常。肠绒毛上皮细胞内空泡变性,内质网中有多量轮状病毒颗粒。

二、临床特点

1. 普通轮状病毒胃肠炎

普通轮状病毒胃肠炎由轮状病毒 A 群引起,在秋、冬季流行,俗称"秋季腹泻"。主要引起婴幼儿腹泻,6~24 月龄小儿症状重。潜伏期 1~3 天。起病急,多先吐后泻,伴轻、中度发热。大便呈"三多"现象,即量多、次数多、水分多,腹泻每日十到数十次不等,大便多为水样,或呈黄绿色稀便,常伴轻或中度脱水及代谢性中毒。部分病例在出现消化道症状前常有上呼吸道感染症状。本病为自限性疾病,病程 1 周左右。但少数患儿短期内仍有双糖尤其是乳糖吸收不良,腹泻可持续数周,个别可长达数月。可并发肠梗阻、肠套叠等并发症。偶见肝脑综合征(Reye 综合征)、中毒性脑炎、心肌炎、直肠出血等。

2. 成人腹泻轮状病毒肠炎

成人腹泻轮状病毒肠炎由轮状病毒 B 群引起,潜伏期 2~3 天,起病急,多无发热或仅有低热,以腹泻、腹痛、腹胀为主要症状。腹泻每日 3~10 次不等,为黄水样或米汤样便,无脓血。部分病例伴恶心、呕吐等症状,病程 3~6 天,偶可长达 10 天以上。

三、诊断及鉴别诊断

普通轮状病毒肠炎诊断要点:秋冬季节,有流行趋势,多发于婴幼儿,大量水样及蛋花汤样便,病初常伴呕吐、发热,可伴有上呼吸道感染症状,自限性,大便常规及镜检无异常。可进一步行大便轮状病毒检测等确诊。

成人轮状病毒性腹泻流行期诊断较容易,但散发病例或流行早期诊断较困难。除病毒学检查外,主要依靠流行特点。临床表现有下列几点供参考:①夏季或冬季在某一地区或单位突然发生大量腹泻且大多为青壮年;②临床表现常不很典型,但乏力、纳差、全身酸痛伴头痛、头晕常见;③水样腹泻一般无脓血,大便次数 10 次上下或达 20 次以上,恶心、呕吐、腹泻严重者有脱水酸中毒,大便常规化验正常。

该病的临床表现与其他肠道病毒及某些产毒素性细菌所致的肠炎极为相似,应注意与肠道腺病毒、诺如病毒、札如病毒、星状病毒及侵袭性大肠杆菌肠炎相鉴别,确诊有赖于病原学或血清学检查。

四、治疗

该病无特效疗法,主要采取对症和支持治疗。其治疗原则为调整饮食、预防和纠正脱水,加强护理,合理用药。

1. 调整饮食

一般不主张禁食,母乳喂养儿继续喂养,人工喂养儿可用等量米汤或稀释奶喂养,因轮状病毒肠炎多有双糖酶缺乏,可改为无乳糖奶粉(腹泻奶粉)或豆制代乳品喂养,可减轻腹泻。

2. 液体疗法

轻度腹泻可口服补液盐(ORS)补充水分和电解质,中度以上脱水或吐泻严重或腹胀患儿需采用静脉补液。

3. 加强护理

做好胃肠道隔离,便后温水冲洗或湿纸巾擦试臀部,薄薄涂上护臀膏或鞣酸软膏等护肤品,以预防上行性泌尿系感染、尿布皮炎及臀部感染。

4. 合理用药

(1)病毒性肠炎不需用抗生素。

(2)微生态疗法:给予患儿正常菌群或其促进物质制备的微生物制品,以恢复肠道正常菌群的生态平衡,抵御病原菌繁殖侵袭,有利于控制腹泻。目前国内应用的微生态制剂有双歧杆菌、粪链球菌、乳酸杆菌、芽胞杆菌及酪酸菌等单个或多个活菌制剂。常用药物有培菲康、金双歧、妈咪爱、促菌生、回春生等。

(3)消化道黏膜保护剂,国内常用有肯特令、思密达等。

(4)后期可适当给予止泻剂鞣酸蛋白、次碳酸铋等对症处理。

(5)适量补充锌制剂,可促进肠道恢复,缩短病程。

5. 中医治疗

(1)寒湿型:

【主证】泄泻清稀,甚或水样,腹痛肠鸣,脘闷恶心,或兼恶寒发热,头痛鼻塞,肢体酸痛,舌苔薄白或微腻,脉濡缓。

【治法】芳香化湿,解表散寒。

【处方】藿香正气散加减:藿香10g,厚朴6g,陈皮10g,茯苓10g,苍术10g,法夏10g,苡仁15g,白芷10g,车前子10g,甘草3g。

(2)湿热型:

【主证】泄泻腹痛,泻下急迫,或泻而不爽,粪色黄褐,肛门灼热,烦热口渴,苔黄腻,脉濡数或滑数。

【治法】清热化湿,升清降浊。

【处方】葛根芩连汤加减:葛根10g,黄连3g,黄芩10g,银花10g,茯苓10g,神曲10g,车前子10g,甘草

3g。加减:以上证型中,可酌加藿香、佩兰、腹皮、郁金、白芍、马齿苋;夏季可加扁豆花、鲜荷叶等。

五、护理

1. 发热的护理

患儿应卧床休息,病室温度适中、通风良好。若体温<38.5℃时,可采取减少衣被、温水擦浴等物理降温方法。若体温>38.5℃时,根据医嘱给予药物降温,指导家长给患儿多饮水,及时更换潮湿内衣,并防止着凉。若患儿有高热、惊厥史,应严密观察患儿体温情况,及早给予处置,必要时应用镇静药物。

2. 补液护理

轻、中度脱水可口服补液盐,既起到纠正脱水的作用,又不加重心脏负担。应分次、少量服用,并在服补液盐期间让患儿自由饮用白开水;在补充生理需要量和纠正高渗性脱水时,应将补液盐多加1/3的白开水稀释,避免一次大量饮用导致高钠血症,增加心脏负荷。呕吐频繁及重度脱水者采用静脉补液方法,需严格执行医嘱,按无菌技术操作,遵循先快后慢、先浓后淡、先盐后糖、见尿补钾的补液原则。因患儿多伴有心肌损伤,故补液时既要起到纠正脱水的作用,又不能增加心脏的负荷,应根据患儿的年龄、体重及脱水情况调节输液速度,必要时应用输液泵控制输液速度。

3. 饮食护理

严重呕吐者可暂禁食4~6小时,其他患儿均应继续饮食,既可促使肠黏膜再生修复,降低肠黏膜的渗透性,避免诱发肠黏膜萎缩,又可保证机体营养和能量供给,防止营养不良。母乳喂养者应继续哺乳,暂停辅食。因病毒性肠炎多有继发性双糖酶(主要是乳糖酶)缺乏,故人工喂养者应暂停乳类喂养,可用米汤、豆制代用品或发酵奶等,待腹泻次数减少后,给予半流食如粥、面条等,应少量多餐。随着病情的稳定和好转,逐步过渡到正常饮食。

4. 心肌损伤的护理

应为患儿提供舒适、安静的休息环境,保证患儿充分休息,减少氧耗,减轻心脏负担。尽量满足患儿的各种需要,各项护理集中进行,减少哭闹,限制活动量。

5. 臀部护理

应勤换患儿尿布,并保持尿布平整、干燥;尽量不使用纸尿片,而用纯棉的软布。患儿每次便后均需用温水洗净,并用干毛巾吸干,不可直接在臀部擦洗;可涂香油或其他护臀用品,但涂药时应注意,使棉签贴在皮肤上轻轻滚动,力量适中。如皮肤出现溃烂、破损,应尽量暴露臀部,也可用红外线等照射,注意防止烫伤。

6. 消毒隔离

与其他疾病患儿分室居住,相关人员接触患儿前后应严格洗手,对衣物、用具、尿布及便盆严格分类消毒。床、床头桌、地面每日擦拭 2 次,病室用紫外线空气消毒机每日消毒 2 次,用 4% 过氧乙酸每周熏蒸 1 次,做好终末处理。

7. 心理护理

婴幼儿表达能力差,每天腹泻次数达数次,甚至数十次,腹泻持续时间长。当患儿体重明显减轻时,患儿痛苦,家长心情急躁,所以,护士在护理过程中要耐心地向家长讲解疾病的发展过程,以亲切的话语、娴熟的技术、细心的护理、真诚的态度赢得家长的配合。

六、预防

世界卫生组织(WHO)认为,除了疫苗,没有一种有效方法能够完全消除轮状病毒及其传播。实践证明,接种轮状病毒疫苗可以有效地减少或减轻腹泻症状,接种对象为 2 个月以上的儿童,主要为 6 个月至 3 岁的婴幼儿。每年免疫 1 次。另需加强母乳喂养宣传,加强食品、水源及粪便管理。培养卫生习惯,孩子的食具、衣被、玩具要做好日常消毒工作,饭前、便后洗手。少带孩子到公共场合,避免交叉感染;注意气候变化,及时给孩子增减衣服。

第二节　杯状病毒腹泻

一、诺如病毒性腹泻

近年来,诺如病毒已被欧美国家公认为导致成人病毒性腹泻及胃肠炎的首要病原,也是儿童病毒性腹泻中仅次于轮状病毒的第二位病原。

1. 病因及病理

诺如病毒是杯状病毒科中单独的一属。这组病毒的原型毒株是1968年在美国诺瓦克市暴发的一次急性胃肠炎的病原体,之后在世界各地陆续发现形态相似、抗原性略异的病毒颗粒,统称为诺瓦克样病毒。2002年8月第八届国际病毒命名委员会批准名称为诺如病毒。

诺如病毒的直径为26~35nm,无包膜,呈二十面体对称。通过负染色电镜照片显示,诺如病毒是具有典型的羽状外缘、表面有凹痕的小圆状结构病毒。诺如病毒有以下共同特征:直径为26~35nm的小圆结构病毒,无包膜;分离自急性胃肠炎病人的粪便;不能在细胞或组织中培养。

诺如病毒感染后小肠绒毛变宽、变钝,隐窝细胞增生、胞浆空泡化以及多形核细胞和单个核细胞浸润至固有层,小肠刷状缘的碱性磷酸酶、蔗糖酶和海藻糖酶的活性均减弱,导致轻度脂肪泻和消化、吸收不良。空肠的腺苷酸环化酶活性不高、胃分泌的盐酸、胃蛋白酶和内因子与上述组织学变化相关。胃排空延迟、胃能动性下降常导致恶心和呕吐。

2. 临床特点

在世界范围内,60%～80%人类胃肠炎暴发与诺如病毒有关。该病毒感染呈全年流行,没有明显的地域差别,主要传播途径是粪-口传播。人-人接触传播、空气传播也是传播途径。其流行范围主要分布在饭店、学校、医院、幼儿园、旅游区、军队等。人群对诺如病毒普遍易感。由于机体针对病毒产生的抗体没有明显的保护作用,因此可以多次感染,但是感染后症状比轮状病毒感染轻。潜伏期短,多在24～48小时,最短12小时,最长72小时。感染者发病突然,主要症状为恶心、呕吐、发热、腹痛和腹泻。儿童患者呕吐普遍,成人患者腹泻为多,24小时内腹泻4～8次,粪便为稀水便或水样便,无黏液脓血。大便常规镜检白细胞(WBC)<15个/HP,未见红细胞(RBC)。原发感染患者的呕吐症状明显多于续发感染者,有些感染者仅表现出呕吐症状。此外,也可见头痛、寒战和肌肉痛等症状,严重者可出现脱水症状。免疫功能受损以及在接受移植的患儿病情较重。诺如病毒感染致死除与患者高龄相关外,还与新生儿坏死性小肠结肠炎、婴儿良性惊厥以及患儿炎性肠病发作密切相关。诺

如病毒感染常是导致养老院胃肠炎老年患者死亡的重要原因。

3. 诊断

主要依据流行季节、地区、发病年龄等流行病学资料、临床表现以及实验室常规检测结果进行诊断。在一次腹泻流行中符合以下标准者,可初步诊断为诺如病毒感染:①潜伏期24～48小时;②50%以上发生呕吐;③病程12～60小时;④粪便、血常规检查无特殊发现;⑤排除常见细菌、寄生虫及其他病原感染。该病的临床表现与其他肠道病毒及某些产毒素性细菌所致的肠炎极为相似,确诊病例在符合临床诊断病例条件外,在粪便标本或呕吐物中需检测出诺如病毒或札如病毒。

4. 治疗

目前尚无特效的抗病毒药物,以对症或支持治疗为主,一般不需使用抗生素,预后良好。脱水是诺如病毒感染性腹泻的主要死因,对严重病例尤其是幼儿及体弱者应及时输液或口服补液,以纠正脱水、酸中毒及电解质紊乱。

中医药治疗该病疗效肯定。该病属中医泄泻证候。中医认为是正气素虚,加之饮食不洁,或感受湿热之邪,以致中焦受阻、脾胃受伐而传导失职,升降失调而致。

常见证型有二：

(1)寒湿泄泻：证见泄泻清稀、脘闷食少，或有恶寒微热、鼻塞头痛、肢体酸痛，舌苔薄白或白腻，脉濡缓；以解毒散寒、芳香化湿治之。药用藿香、苏叶、白芷、大腹皮、厚朴、茯苓、炮姜、白术、木香、丁香等。成方可用藿香正气胶囊、周氏回生丹等。

(2)湿热泄泻：证见泄泻腹痛、肛门灼热、大便稀臭、烦热口渴、小便短赤、舌苔黄腻，脉滑数以清热利湿治之。药用葛根、黄芩、黄连、木香、炒苡仁、白芍、苍术等。中成药可用加味香连片等。

5. 护理

(1)管理传染源。告诫患者养成良好的卫生习惯，饭前便后洗手，勤换洗衣物，生活规律，不吃不净饮食，不暴饮暴食。对于存在胃肠道疾病的患者，更要注意饮食，少吃容易诱发腹泻的食物。对患者家属也要进行健康教育，帮助他们掌握一些有关腹泻包括日常护理和预防方面的知识。用肥皂洗手是预防诸如病毒感染的有效措施，洗手时要求在起肥皂泡后至少持续10秒以上。同时嘱咐家属发现家庭其他成员腹泻后要及时就诊，以便及时治疗，及时控制病情发展和传播。

(2)饮食护理。由于腹泻病人的胃肠功能紊乱，故调整饮食是腹泻的主要治疗措施之一，同时保持所进饮食及餐具的清洁卫生。尽量少吃油腻食物，多饮水。一般情况下不要禁食,呕吐、腹泻严重的病人暂时禁食,止吐后可给予口服补液。待病情好转,大便成形后,再逐渐过渡到正常饮食,否则可引起反复腹泻。护理人员详细、如实记录病人大便、小便和呕吐的次数、量及性质,以便医生检验、诊治。腹泻病人容易脱水,加之饮食控制,易畏寒,若出现四肢厥冷、体温不升,可用热水袋保暖,但使用时注意不要烫伤病人。

(3)注意补充营养和水分。病人由于腹泻丢失大量水分及营养,故应及时补充,选择容易消化、营养丰富的流体食物,蔬菜、水果可以暂不食用,腹泻缓解以后逐渐增加,少食或不食油腻食物,以免腹泻反复和加重。脱水严重的给予静脉输注葡萄糖盐水以补充水分,嘱病人多饮白开水,纠正脱水,以保持体内水、电解质平衡。

(4)加强臀部皮肤的清洁及护理。腹泻病人排便次数较多,对臀部皮肤的刺激性大,每次排便后用清水清洗臀部及会阴,并使其干燥。

(5)对腹泻病人排泄物的管理。严格管理腹泻病人的粪便,统一规定倒放处,防止病菌传播而扩大感染人群。搞好环境卫生,控制传播途径,清除苍蝇滋生地,消灭苍蝇等。

(6)防止交叉感染。由于诸如病毒传染性较强,要注意防止交叉感染,患病期间尽量不与其他健康人接触,提倡家庭自行隔离治疗,被排泄物污染的衣物要及时换洗、消毒,以免引起交叉感染和重复感染。

6. 预防

诺如病毒性肠炎暴发常因食用生冷食品(贝壳类水产品、冷盘菜、未煮熟的食品等)。预防诺瓦克病毒性腹泻的最好办法是饭前便后或是准备食物之前勤洗手,养成良好的个人卫生习惯;喝开水,不喝生水;食用烧熟煮透食品,少吃或不吃生、半生贝壳类水产品、不洁食品,蔬菜、水果应彻底清洗,有条件的最好消毒或者去皮食用。幼托、老人护理院等集体单位应加强对保育员、护理员的教育和培训,做好隔离消毒工作。目前尚未研究出诺如病毒疫苗。

二、札如病毒性腹泻

札如病毒性腹泻发病较诺如病毒少,目前研究尚不多。札如病毒最早发现于日本札幌市一次暴发性腹泻,电镜下具有典型的杯状结构,与诺如病毒合称为人类杯状病毒。

札如病毒为单股正链 RNA 病毒,核酸序列长约 7.5kb,包括两个开放读码框,一个编码 RNA 依赖的 RNA 聚合酶以及衣壳蛋白,另一个编码功能尚不清楚的小分子蛋白。札如病毒也是急性腹泻的重要病原体之一,主要感染婴幼儿。

其临床特点主要为:婴幼儿,秋冬季好发,无明显性别差异,主要表现为水样便,伴有发热、呕吐,严重者可导致脱水,类似于轮状病毒腹泻。治疗主要为抗病毒、微生态制剂调节胃肠道菌群,必要时补液防治脱水,可配合中药治疗。

目前尚未研制出该病毒的疫苗。

第三节 腺病毒腹泻

20世纪60年代在腺病毒呼吸道感染流行时已注意到发生胃肠炎的情况,至1976年正式明确腺病毒是人类胃肠炎的病原之一。腺病毒是儿科病毒性腹泻病的主要病原之一,在我国仅次于轮状病毒和诺如病毒,与国外报道不一致,如美国报道腺病毒肠炎是儿科腹泻病中继轮状病毒之后的第二位常见病原。

一、病因及病理

肠道腺病毒是婴幼儿腹泻的重要病原体。属于普通腺病毒的血清型40、41,外形与普通腺病毒相同,为直径70~80nm的双链DNA病毒,腺病毒含双股DNA,直径平均70nm,目前已知41个血清型。此外还有某些未能分型的腺病毒。一般腺病毒能在普通培养细胞上生长,粪便中腺病毒仅在选择性细胞上生长,故称之为肠道腺病毒。DeJong等用限制性内切酶分析肠道腺病毒,发现其有两种不同的电泳图谱,即 Ad40 和 Ad41。在病毒性胃腺炎中,肠道腺病毒检出率为 5%～14%。

腺病毒主要侵犯十二指肠及空肠,上皮细胞可变为方形或不整形,但多数肠黏膜细胞尚正常。肠绒毛上皮细胞内空泡变性,内质网中有多量病毒颗粒。小肠上皮细胞脱落,双糖酶减少,导致吸收功能障碍。由于乳糖及其他双糖不能被消化吸收而滞留在肠内,造成肠黏膜与肠腔渗透压的改变,使液体进入肠腔而造成渗透性腹泻。

二、临床特点

主要侵犯婴幼儿,潜伏期长,可达 10 天左右,该病无明显季节性,夏、秋季略多。可呈暴发流行。临床表现为较重的腹泻,稀水样便,每日 3～30 次不等。常有呼吸道症状如咽炎、鼻炎、咳嗽等,发热及呕吐较轻,可有不同程度的脱水征。病程 8～12 天。多数患儿病后 5～7 个月内对蔗糖不耐受,并可伴有吸收不良。腺病毒胃肠炎广泛分布于世界各地,特别是小儿,发病情况仅次于轮状病毒及诺如病毒性肠炎。发病年龄以 5 岁以下为多,尤其 3 岁以下,可占 85%。最小发病年龄为 1 个月。

三、诊断

腺病毒性肠炎常从临床上诊断。确诊病例需根据免疫电镜检测粪便中肠道腺病毒颗粒或用免疫荧光法检测粪便中肠道腺病毒抗原。

四、治疗

腺病毒肠炎病情不重,一般不治自愈。主要是对症治疗及必要的支持疗法。有轻度失水可口服补液,中度或重度失水宜静脉补液。

中医药治疗常选用自拟苓仙健脾止泻汤加减。药物组成:茯苓9g,威灵仙6g,炒白术6g,苍术6g,车前子6g,葛根6g,焦三仙各6g,炒白芍药6g,炙甘草3g,生姜6g。食积者常用山楂、鸡内金、焦三仙消积导滞;湿热者常加藿香、佩兰、扁豆、薏苡仁清热化湿和中;中寒显著者加高良姜、香附温中散寒;伤阴者加白芍药、甘草酸甘敛阴;伤阳者加干姜温暖脾阳。所用之药不论补泻,均以药性平和为尺度,适当化裁,灵活加减,取得了较好的疗效。

另可选用威灵仙、白术、茯苓、炙甘草之属平补脾胃,并依据年龄大小及体质强弱选用不同的剂量,如白术、黄芪性偏温燥,剂量从3g开始,最大不超过12g;苦寒渗湿之品,过量伤伐脾胃。湿热壅滞者,用藿香、佩兰、扁豆、薏苡仁轻清甘淡之品,避免黄芩、黄柏、栀子苦寒之品戕伐脾胃阳气;用干姜、香附温中散寒,不用附子之辈,以防辛温大热伤阴竭液之弊。

五、预防

腺病毒能在哺乳动物胃肠道中复制,并可在污水和灰尘中存活,主要经粪-口途径传播,亦可通过呼吸道传播。四季均可发病。因此,控制腺病毒胃肠炎的主要措施是防止水污染,养成良好的卫生习惯,注意环境卫生是预防的关键。腺病毒疫苗曾在军队中用于预防新兵的腺病毒感染,但后来发现存在许多问题而停止使用。目前尚未研制出针对腺病毒的疫苗,故寻找和开发新的有效安全的腺病毒疫苗是未来工作的重点之一。要全面认识我国肠道腺病毒感染的临床及流行病学特点,还有待进一步深入研究。

第四节　星状病毒腹泻

世界大部分地区均有星状病毒感染的报道,已证实它是引起婴幼儿、老年人及免疫低下者腹泻的重要病原,已成为婴幼儿病毒性胃肠炎第四位病原体。

一、病因及病理

星状病毒是 1975 年通过电子显微镜从轻度腹泻的婴儿的腹泻物中检出的,其属于一个新的病毒家族,即星状病毒科。病毒颗粒直径 28nm,部分病毒颗粒有特征性的 5~6 个角(Point),外观呈星形,故此而得名。最近对星状病毒结构的研究表明,细胞培养获得的病毒颗粒具有 10nm 的刺突(Spike)。

目前,星状病毒引起腹泻的机制仍不完全清楚,其致病机制可能是:星状病毒侵入机体后,破坏小肠黏膜上皮细胞和绒毛上皮细胞,改变小肠双糖酶活性或离子通道,使肠吸收功能受损,分泌增加;或者是引起小肠上皮细胞屏障通透性增加,最终导致渗透性腹泻。相关研究发现,该病毒感染动物后降低了麦芽糖酶活性,从而导致双糖消化和吸收障碍,最后发生渗透性腹泻。

二、临床特点

星状病毒广泛分布于世界各地,感染可以散发,也可以引起暴发流行。星状病毒感染多发生在 2 岁以内尤其是 1 岁以内的婴幼儿。此外,老年人和免疫缺陷病人也是星状病毒感染的高危人群,人类免疫缺陷病毒感染患者、接受骨髓移植及联合免疫缺陷患者发生星状病毒感染均已有报道。病毒感染后,经过 1~3 天的潜伏期后即出现腹泻症状,表现为水样便伴呕吐、腹痛、发热等症状。单纯病毒感染者症状多较轻,一般不发生脱水等严重并发症。

三、诊断

该病腹泻症状较轻,其临床表现与其他肠道病毒相似。确诊病例在符合临床诊断病例条件外,在粪便标本或呕吐物中需检测出星状病毒。

四、治疗

对星状病毒感染尚无特异性治疗措施,症状较轻者只需对症处理即可,一般经数天后病情可自愈。合并轮状病毒等感染或症状较重者,需采取补液、支持等综合治疗措施,以防止发生脱水及其他严重并发症。对治疗轮状病毒腹泻有效的免疫疗法和生物制剂如双歧杆菌、乳酸杆菌等对星状病毒感染亦有效。免疫功能低下或免疫功能缺陷者还可酌情使用免疫球蛋白治疗,同时要积极治疗引起免疫功能降低的原发病。

五、预防

加强患者的管理,注意饮食卫生和个人卫生,防止水源污染。尚无相关疫苗。

第五节 冠状病毒腹泻

1937年,冠状病毒最早从鸡身上分离出来。人呼吸道冠状病毒于1965年分离自感冒病人,而人肠道冠状病毒于1975年在胃肠炎患者粪便中发现,两者的形态、大小基本相同,但两者的理化性质以及对细胞和组织的敏感范围有很大不同。

一、病因及病理

冠状病毒是从形态学上命名的一组病毒。在负染色标本中,电镜观察到像正粘病毒样形态,毒粒四周具有排列均匀的花瓣状突起,使整个外观像中世纪欧洲帝王的皇冠,因此而得名。

人肠道冠状病毒可选择性地感染肠黏膜中起吸收作用的细胞,引起绒毛的萎缩,不同毒株可选择性地侵犯小肠、大肠或结肠,临床表现的严重程度也很不一致,可从轻型一时性的肠炎快速发展至致死性腹泻。

二、临床特点

感染主要表现为儿童及成人胃肠炎疾病,有报道在婴幼儿中也有发病。还可引起新生儿坏死性小肠结肠炎。该病潜伏期为24小时至10天,病程长短不一,一般要持续7~15天。病后恢复快,主要表现为腹泻,水样便,亦可出现黏液便及血便,可同时伴有发热及呕吐,其临床症状与轮状病毒肠炎较相似。亦有报道冠状病毒感染后可出现慢性持续性腹泻及吸收不良。

三、诊断及治疗

冠状病毒性肠炎临床诊断较难。实验室诊断主要通过电镜在患者粪便中检测到该病毒而确诊。治疗同其他病毒性肠炎。目前,临床上治疗人肠道冠状病毒感染的药物尚未研制成功。已报道人冠状病毒229E株的受体抑制剂为 Ubenimex(商品名为百士欣或乌苯美司),但这些药物均未见临床应用的报道。

第六节　其他病毒腹泻

除了常见的轮状病毒及诺如病毒等,尚可见其他病毒引起的肠炎。例如,部分肠道病毒如脊髓灰质炎病毒、柯萨奇病毒、埃可病毒等均可引起肠炎。四季均可发生,婴幼儿及老年体弱者易感。主要通过日常生活接触经口感染。临床表现为乏力、畏寒、低热、腹泻稀水便,无脓血,偶可伴有腹痛及肌肉疼痛。病程较短。确定诊断应根据病毒分离及血清学检查。成人及小儿均可罹患该病,其主要临床表现为慢性持续性腹泻及吸收不良。

参考文献

[1] 缪小辉. 对感染性腹泻的新认识[J]. 中华传染病杂志, 2006, 24(4): 217-219

[2] Fankhauser RL, Monroe SS, Noel JS, et al. Epidemiologic and molecular trends of "Norwalk-like viruses" associated with outbreaks of gastroenteritis in the United States[J]. J Infect Dis, 2002, 186: 1-7

[3] Steiner IS, Samie A, Guerrant RL. Infectious diarrhea: new pathogens and new challenges in developed and developing areas[J]. Clin Infect Dis, 2006, 43(4): 408-410

[4] 聂青和. 轮状病毒性腹泻流行病学及临床诊治研究进展[J]. 传染病信息, 2005, 18(2): 60-61

[5] 苏丹, 刘金玲, 贾林. 轮状病毒致婴幼儿腹泻的护理[J]. 吉林医学, 2009, 30(14): 1470-1471

[6] 康利红, 赵红梅. 散发性诺如病毒性胃肠炎临床观察及护理[J]. 护理研究, 2009, 23(5): 1358-1360

[7] 谢雯, 冯亮. 诺瓦克病毒性腹泻临床研究进展[J]. 中国医刊, 2007, 42(4): 245-248

[8] 刘志华, 龚四堂. 腹泻患儿札如病毒感染研究[J]. 临床儿科杂志, 2011, 29(6): 514-517

[9] Shigemoto N, Fukuda S, Tanizawa Y, et al. Detection of norovirus, sapovirus, and human astrovirus in fecal specimens using a multiplex reverse transcription-PCR with fluorescent dye-labeled primers[J]. Microbiol Immunol. 2011, 55(5): 369-372

[10] Song YJ, Yu JN, Nam HM, et al. Identification of genetic diversity of porcine Norovirus and Sapovirus in Korea[J]. Virus Genes,2011,42(3):394-401

[11] 金玉,张春. 星状病毒感染的研究进展[J]. 国外医学儿科学分册,2002,29(1):21-23

[12] 金玉,叶新华,方肇寅. 婴幼儿肠道腺病毒研究进展[J]. 中华流行病学杂志 2007,28(5):510-512

[13] 叶景荣,徐建国. 冠状病毒的生物学特性[J]. 疾病监测,2005,20(3):160-163

(徐颂周　胡　虹)

第五章 实验室检测

第一节 轮状病毒的检测

轮状病毒病原学检查,最常见的是检测粪便中的病毒抗原,涉及各种免疫学技术。此外,还可以通过电镜或免疫电镜检测病毒颗粒,或通过聚丙烯酰胺凝胶电泳和 RT-PCR 等分子生物学方法检测病毒核酸。用敏感细胞分离病毒后,则可用电镜观察、中和实验、核酸检测等方法进行鉴定。

一、电镜技术

轮状病毒感染病人的粪便中含有大量的轮状病毒颗粒,可以用直接电镜或免疫电镜进行观察。经病毒培养后的培养物亦可用直接电镜或免疫电镜检测病毒颗粒。直接电镜单纯依赖形态学观察,相比之下,免疫电镜技术(IEM)通过在电镜下检测特异的凝集反应或利用特异的抗体标记物检测抗原物质,具有更高的灵敏度和特异性。电镜技术具有快捷、简便的优点,但也应注意轮状病毒颗粒容易降解,往往会影响结果的正确判断;而且电镜设备昂贵,限制了电镜技术在基层单位的普及。

二、病毒的分离与鉴定

轮状病毒的细胞培养通常可选用传代恒河猴胚肾细胞(MA104)。近年来发现 Caco-2 细胞也可分离 C 群轮状病毒,且 Caco-2 细胞对 A 群轮状病毒也有良好的敏感性。进行细胞培养前,粪便标本应预先经过胰蛋白酶处理,但必须注意胰蛋白酶的质量和用量,一般为 $10\sim20\mu g/ml$。用量过大可使细胞受损伤,用量过小达不到处理的目的。接种细胞后维持液中也应保持一定浓度的胰蛋白酶,一般为 $0.5\sim2\mu g/ml$。经 37℃ 旋转培养几代后可出现 CPE,表现为细胞变圆、脱落,胞内颗粒增加,细胞变暗。有时可见融合灶和拉网。如果经历 3~5 天未出现 CPE,可盲传 2~3 代;如仍未出现 CPE,可认为是阴性。

三、免疫学检测

免疫学技术是世界卫生组织(WHO)推荐的轮状病毒检测技术,其检测对象主要是病人粪便等标本中的轮状病毒抗原,包括酶联免疫吸附试验、乳胶凝集试验、胶体金免疫层析试验和时间分辨免疫荧光分析等。

1. 酶联免疫吸附试验(ELISA)

目前广泛用于轮状病毒检测的是 ELISA 双抗体夹心法,属于非竞争结合测定。用组和亚组特异性多克隆抗体配合使用,可检出 A 组轮状病毒并判定亚组和血清型。其原理是在酶标孔上包被有轮状病毒 A 组特异性的抗体,加入标本和辣根过氧化物酶标记的轮状病毒属特异抗体后,当标本中含有相应的 A 组轮状病毒抗原时,可以同时与固定在孔上的组特异性抗体和游离的酶标抗体结合,结合了酶标抗体的多少与标本中抗原浓度的高低有关,通过酶与底物的作用,显现出深浅不同的颜色。

近年来,随着单克隆抗体技术的发展和应用,轮状病毒的 ELISA 检测不仅克服了体外培养病毒的限制,减少了对高价免疫血清的需求,提高了特异性和灵敏度,而且还可以进行血清分型、毒株鉴别,适用于大规模临床检测和流行病学调查。

2. 乳胶凝集试验(LA)

乳胶凝集试验的原理是以乳胶颗粒作为载体进行间接凝集试验。用抗轮状病毒致敏的乳胶粒作为已知抗体和待检标本在一定的缓冲体系中作用,如果待检粪便标本中含有轮状病毒抗原,致敏的胶粒将发生肉眼可见的凝集反应。与 ELSIA 相比,乳胶凝集试验的敏感性和特异性均较低。

3. 胶体金免疫层析试验(ITC)

胶体金免疫层析试验是快速检测技术的典范,具备成本低廉、方便准确的特点,而且其检测板为单人份检测板,方便使用,大大缩短了检验时间,适合基层医院和门诊婴幼儿腹泻的 A 群轮状病毒感染的检测。测试结果在 10 分钟内读取,阳性结果在测试孔中出现 2 条红色条带,阴性出现 1 条红色条带。如果没有红色条带出现,说明试剂无效。

4. 时间分辨免疫荧光分析(TR-IFMA)

时间分辨免疫荧光分析是近年发展起来的精密的免疫标记检测技术。它以稀土离子为标记物,通过时间延迟,去除非特异性荧光干扰,在固定时间检测特异性荧光,解决了自然背景干扰问题,明显提高了检测灵敏度;通过激发光与发射光之间较大的 STOKES 位移,明显排除非特异性荧光的干扰,提高了光谱的分辨率,使特异性明显增强。但此技术对实验室和操作人员条件要求较高,而且存在多种未知因素的干扰,可能造成假阳性与假阴性结果。

四、核酸检测

轮状病毒的核酸检测包括聚丙烯酰胺凝胶电泳、逆转录聚合酶链式反应和基于核酸序列的扩增技术等。

1. 聚丙烯酰胺凝胶电泳(PAGE)

从粪便标本中提取病毒 RNA 后进行 PAGE 电泳,泳动后经硝酸银染色进行分析。根据 A、B、C 三组轮状病毒 11 个基因片段电泳位置的特殊分布图形即可进行初步判断。A 组轮状病毒的电泳型模式呈 4-2-3-2 图形,B 组呈 4-2-1-1-1-1-1 图形,C 组呈 4-3-2-2 图形。PAGE 的特异性和灵敏度较高,可在基因水平上分析不同毒株间的异同,但操作繁琐,所需时间长,不适于一般临床实验室的常规检测。

2. 逆转录聚合酶链式反应(RT-PCR)

PCR 技术具有更高的灵敏度,并且可检测贮存较长时间的标本及多种环境样本,其扩增产物无论在数量上还是在纯度上均可用于克隆、测序等基因研究工作,从而完全绕过了细胞培养。用于轮状病毒检测的经典 PCR 技术是 RT-PCR,根据引物设计、扩增方式的不同,有巢式 PCR(nested RT-PCR)、多重 PCR(mutiple RT-PCR)、原位 PCR(in situ RT-PCR)等,主要用于轮状病毒的定性诊断。后来又发展了半定量、定量 PCR 技术。与常规 PCR 相比,实时荧光定量 PCR(real-time PCR)有效解决了 PCR 的污染问题,特异性更强,自动化程度更高,已逐渐获得推广。

3. 基于核酸序列的扩增技术(NASBA)

NASBA 技术是在 PCR 基础上发展起来的一种新的扩增技术,可理解为 RNA-PCR。与普通 PCR 不同的是,NASBA 是由一对引物引导的、连续均一的体外特异性核苷酸序列等温扩增的酶促反应。相对于 RT-PCR 变性、复性和延伸 3 个阶段的不同温度循环扩增,NASBA 不仅省时,而且由于扩增温度始终恒定在 41℃ 左右,污染的双链 DNA 不能解链,从而解决 RT-PCR 遇到的双链 DNA 污染问题,具有更高的特异性。另外,由于 RNA 以 10 的指数形式扩增,远高于以 2 的指数形式扩增的 DNA-PCR,从而具有更高的灵敏度。

第二节 诺如病毒的检测

诺如病毒的细胞培养虽然已取得一定的进展,但仍有待于深入研究,目前尚未应用于诺如病毒的检测。早期诺如病毒检测主要采用电镜技术,后来随着技术的发展,建立了免疫学检测方法和分子生物学检测方法,分子生物学检测方法包括逆转录-聚合酶链式反应和实时荧光 RT-PCR 检测等方法。

一、电镜技术

1. 直接电镜法

直接电镜检测具有直接、可靠的优点,但必须在有很多病毒数量($>10^6$ 病毒颗粒/克粪便)的基础上进行,所以相对来说灵敏度较低,而且技术条件要求高,因此只能用于对患病早期病毒大量排出时采集的样品进行检测。

2. 免疫电镜法

免疫电镜法比直接电镜法的敏感度提高 10~100 倍。在检查之前,宜先用病人的恢复期血清进行显微镜涂膜检查,捕捉同型抗原,以提高检出率。免疫电镜法的主要不足在于检测结果取决于显微镜操作者的技能和专门知识,而且如果有过量的抗体存在,病毒可被掩饰,导致假阴性结果。

二、免疫学检测

免疫学方法特异性强,灵敏度高,但在分子生物学技术发展起来之前,因为诸如病毒不能在人体外培养,制作抗原试剂非常困难,所以未获得大规模的应用。随着分子生物学技术的发展,已可采用克隆技术制备重组的诺如病毒抗原,才使免疫学技术有了大的发展。

1. 放射免疫法(RIA)

放射免疫法的灵敏度比电镜法高,可以检测出抗体升高的水平,为流行病学提供更有参考价值的资料。放射免疫法的不足之处是,它需时 6 天,而且需要放射性同位素作标记。

2. 生物素-亲和素免疫法(Biotin-Avidin Immunoassy)

生物素-亲和素免疫法灵敏度与放射免疫法相当,

是美国疾病预防控制中心检测诺如病毒抗原和抗体的标准实验方法之一。

3. 酶联免疫吸附实验(ELISA)

诺如病毒的衣壳蛋白能在杆状病毒的体系中进行表达,从而解决了病毒抗原数量受到限制的问题,使 ELISA 方法成为应用最为广泛的免疫学方法。目前可以直接检测病人血中特异性 IgG 抗体。患者急性期(发病 5 天内)和恢复期(发病 3~6 周)双份血清抗体滴度呈≥4 倍增长,由此可以确定诊断。但应注意的是,诺如病毒变异大,分型复杂,现有的试剂盒不能检出所有型的病毒。此外,粪便标本成分复杂,检测时可能对检测结果有干扰,产生假阴性或假阳性。因此对结果的判断应结合病例的临床特征和流行病学特征。

三、核酸检测

1. 逆转录聚合酶链式反应(RT-PCR)和实时荧光 RT-PCR(real-time RT-PCR)

由于诺如病毒基因变异性很大,所以设计一对能检测所有诺如病毒的通用引物是不可能的,但可以设计出某些引物用来检测诺如病毒的大多数流行株。因为实时荧光 RT-PCR 比普通 RT-PCR 的灵敏度更高而且速度也更快,而且有效解决了污染问题,所以已逐渐成为诺如病毒检测的主要技术。

2. 等温核酸扩增法(NASBA)

该方法通过直接扩增 RNA 来检测诺如病毒。样品中病原 RNA 得到指数级扩增,产物通过琼脂糖凝胶电泳或斑点印迹杂交鉴定结果。NASBA 法的灵敏度略低于 RT-PCR 法,但整个过程只有一步 RNA 扩增,避免了 RT-PCR 存在的 RNA 交叉污染,缩短了操作时间,也降低了假阳性率。

第三节 札如病毒的检测

在人类杯状病毒引起的散发或暴发腹泻中,札如病毒所占的比例和涉及的范围都要小于诺如病毒,而且札如病毒感染引起的症状一般要比诺如病毒轻,所以一直以来对研究札如病毒检测方法的重视程度亦略显不足。目前,札如病毒尚不能进行细胞培养,也无合适的动物模型,所以不能用细胞培养的方法检测札如病毒。札如病毒的检测方法主要有电镜检测、免疫学检测和核酸检测等。

一、电镜技术

在早期的研究中,电镜是札如病毒检测的惟一手段。但电镜技术的灵敏度较低,要求每毫升不少于 10^6 个病毒颗粒。免疫电镜比直接电镜的灵敏度提高 10~100 倍。在电镜下札如病毒颗粒具有典型的杯状病毒的特征,而诺如病毒在电镜下则缺乏显著的形态学特征,无杯状病毒所具有的明显的嵌杯凹陷或表面孔洞,据此可以区分这两种杯状病毒。

二、免疫学检测

目前札如病毒的免疫学检测方法主要是通过酶联免疫吸附反应(ELISA)检测札如病毒抗体。ELISA方法用兔与豚鼠血清以及札如病毒 GI 型病毒样颗粒为基础构建,具有良好的专一性,能用于发病后 2 天内的临床粪便样品中札如病毒 GI 型抗原的检出,但其灵敏度仅为单轮 RT-PCR 和巢式 RT-PCR 的 60% 及 25%。ELISA 方法可能造成假阴性,而且 GI 型抗原不能检出其他型别的札如病毒样颗粒,其他型别的抗原也无法检出 GI 型病毒样颗粒,从而亦可能假阴性。

三、核酸检测

因为杯状病毒科的基因组变异很大,所以很难设计一对引物可以检测所有的杯状病毒。文献报道引物对 289A/290A 可同时检测诺如病毒和札如病毒,其扩增产物分别是 319 个和 331 个 nt 的基因片段。对札如病毒而言,已可仅用一对引物(JV33/SR80)扩增所有已知的札如病毒株,该引物扩增区域为 RNA 聚合酶(RdRp)区。仅使用一对引物进行 RT-PCR 扩增所有已知札如病毒株的实现对提高札如病毒检测的灵敏度具有重要意义。在此基础上发展的实时荧光RT-PCR具有更高的灵敏度,并能对样品进行定量分析,同时有效地解决了污染的问题。

此外,还可通过巢式 RT-PCR 提高札如病毒检测的特异性。该方法可利用基因专一性引物产生不同长度的 PCR 产物,不需测序就可区分出 5 个人类札如病毒遗传组中的 4 个遗传组。但巢式 PCR 增加了对扩增产物的操作步骤,比较容易造成污染,而且相对较为耗时。

第四节 肠道腺病毒的检测

肠道腺病毒感染病人的粪便中一般含有大量的病毒粒子,可用直接电镜或免疫电镜进行观察。除 Ad40 及 Ad41 外,可引起腹泻的腺病毒一般都能在普通培养细胞上生长。Ad40 和 Ad41 虽然被称为"苛生腺病毒",但在某些细胞系中亦可发生细胞病变效应。免疫学和分子生物学技术广泛应用于各种腺病毒所致疾病的检测,在肠道腺病毒的检测中同样具有重要的作用。

一、电镜技术

直接电镜观察腺病毒所需病毒颗粒浓度为 10^6 个/ml,而一般腹泻儿童大便中肠道腺病毒可达 10^{11}

个/ml,而且腺病毒形态独特,呈圆形颗粒,表面有杨梅状突起,容易辨认,所以直接电镜观察具有形象直观的特点。但直接电镜无法对病毒进行分型,捕捉率低,当标本病毒滴度较低时会产生假阴性。免疫电镜则能进一步提高检测的灵敏度,并且能区分不同的血清型。但电镜检测费用昂贵且需专门人才,不适宜在基层单位推广使用。

二、病毒的分离与鉴定

引起腹泻的腺病毒的病毒培养分为两种情况。一般的腺病毒能在普通培养细胞上生长,常用的细胞系有人上皮细胞系的细胞如 HeLa、KB、HEp-2 细胞与经短暂适应后的人胚肺细胞如 HELF、W138、MRC-5 以及其他胚胎成纤维细胞等。被感染的细胞发生肿胀、变圆,折旋光性很强,聚焦成葡萄串状。Ad40 及 Ad41 是苛生腺病毒,可选择张氏结膜细胞和 Craham293 细胞进行培养,观察其细胞病变效应的发生。若无细胞病变效应发生,应盲传 2～3 代,如果仍无细胞病变效应出现则可认为是阴性。

三、免疫学检测

用多克隆或单克隆抗体检测肠道腺病毒抗原具有很高的特异性。而采集发病初期和恢复期(2～3周后)双份血清,检测型特异性抗体滴度的变化也可作为肠道腺病毒性胃肠炎的确诊依据。

1. 中和试验(Neutralization test)

中和试验不仅可以检测病毒的存在,还可以判断感染的腺病毒的型别。另外,抗体水平在一定程度上亦反映了抗病毒感染的免疫力。不过应注意,Ad40 和 Ad41 在张氏结膜细胞和 Craham293 细胞中不能区分。

2. 酶免疫法和酶联免疫吸附(ELISA)

利用腺病毒的特异性检测抗体及捕捉抗体,以酶免疫技术进行肠道腺病毒检测,其敏感性与特异性分别高达 96.3% 和 95.8%。ELSIA 则是 WHO 推荐的肠道腺病毒检测的常规方法。ELISA 的敏感性比电镜检测高,与细胞培养类似,但快速省力,而且可发现细胞培养假阴性标本。若以单克隆抗体包被,还可区分肠道和非肠道腺病毒。

3. 免疫荧光法(Immunofluorescence)

免疫荧光试验可在张氏结膜细胞上进行,包括直接免疫荧光(DFA)和间接免疫荧光(IFA)。血清-病毒混合物于 37℃ 培养 30 分钟,接种细胞 4 天后,用丙酮固定 10 分钟,再用 1:20 抗免疫球蛋白与异硫氰酸盐荧光素偶联,主要采用的是 Hexon 抗原。肠道腺病毒的特征表现的单个细胞荧光很容易鉴别,但应注意当肠道腺病毒与其他腺病毒同时存在时,肠道腺病毒有可能被忽略。

4. 免疫斑点法(DIA)

DIA 是一种新的固相免疫检测技术,比 ELISA 和 IFA 更为简便、快捷、经济,而且易于推广,适用于腺病毒性腹泻患者的快速诊断及其流行病学调查。

四、核酸检测

1. 凝胶电泳检测(Gel Electrophoresis,GE)

肠道腺病毒的凝胶电泳检测包括直接凝胶电泳检测和限制性内切酶分析。

直接凝胶电泳又可分为聚丙烯酰胺凝胶电泳(PAGE)和琼脂糖凝胶电泳(AGE)。从腹泻患者大便中提取核酸后可直接进行聚丙烯酰胺电泳或琼脂糖凝胶电泳。该方法不需要特殊的仪器和试剂,适合基层实验室使用。

限制性内切酶分析(REA),是一种在基因水平上认识病毒间联系,确定难培养病毒特征及追踪感染途径的方法。从肠道腺病毒细胞培养物或急性腹泻的粪便标本中提取腺病毒 DNA,用限制性内切酶消化后,进行琼脂糖凝胶电泳、溴乙啶染色,在紫外光下 Ad40 和 Ad41 可显示其独特的酶切图谱。

2. 聚合酶链反应(PCR)

从腹泻患者大便中提取病毒核酸后,可用特异性引物进行扩增检测。若用腺病毒通用引物扩增,可检测到所有的腺病毒感染,但无法确定是否属于 Ad40

或 Ad41 感染。若用肠道腺病毒特异性引物,则可直接定性为 Ad40 或 Ad41 感染。利用通用引物扩增的灵敏度较低,应采用二步法巢式 PCR 提高灵敏度。为消除粪便中存在的 PCR 抑制因子的影响,应采用蛋白酶或酚处理样品,或将样品稀释 100 倍。PCR 方法简单、快速,灵敏度和特异性都较高,是目前最先进的检测方法。在普通 PCR 基础上发展起来的荧光 PCR 具有诸多优点,已成为检测肠道腺病毒的重要手段。

第五节 星状病毒的检测

由于星状病毒在细胞培养中繁殖困难,所以早期检测星状病毒主要是直接电镜检查。之后星状病毒与轮状病毒、杯状病毒一样,其检测方法经历了一个由单纯依靠电镜观察到可以运用各种免疫学方法、分子生物学方法检测的过程。

一、电镜检测

1. 直接电镜法

从 1975 年发现星状病毒起,电镜就一直是检测星状病毒的主要手段。星状病毒在电镜下呈五角或六角星状结构。但如不经处理,直接电镜较难将星状病毒与其他 20~30nm 的小圆病毒区分,而且只有 10% 的星状病毒颗粒具有典型的星状外形。而用钼酸铵染色后则几乎全部病毒粒子都呈典型的星状结构。必要时可将粪便浓缩处理后再用电镜检测。

2. 免疫电镜法

在标本中加入荧光标记的抗体进行免疫电镜检测,可提高检出率。但若病毒滴度低,假阴性率仍较高;而且电镜技术价格昂贵,技术条件要求高,不适合大规模的流行病学调查。

二、病毒的分离与鉴定

星状病毒在细胞培养物中的增殖依赖于胰蛋白酶的存在。多数星状病毒在细胞培养物中不产生细胞病变,所以给病毒分离工作带来了难度。星状病毒可在人结肠癌细胞系 T84、HT29 和 SK-CO-1 细胞、人肝癌细胞 PLC/PRF/5、非洲罗猴肾 MA-104 细胞以及 VERO 细胞中增殖,但以在人类结肠癌传代细胞系 Caco-2 中的生长效果最好。Caco-2 可直接从腹泻标本中分离出星状病毒。若无细胞病变效应发生,应盲传 2~3 代,如果仍无细胞病变效应出现则可认为是阴性。

三、免疫学检测

人类结肠癌传代细胞系 Caco-2 可直接从腹泻标本中分离出星状病毒,使星状病毒可在培养细胞内大量增殖,并可用于制备不同血清型的单克隆和多克隆抗体,从而促进了星状病毒免疫学检测方法如免疫荧光法、酶联免疫法等的发展。

1. 酶免疫法(EIA)及酶联免疫吸附试验(ELISA)

EIA 和 ELISA 建立在成功制备星状病毒单克隆抗体的基础上,操作简单,具有很高的敏感性和特异性,并能进行分型,适合基层单位使用。因为粪便标本成分复杂,检测时可能对检测结果有干扰,产生假阴性或假阳性。所以 ELISA 主要在出现暴发疫情时使用,并应考虑先排除细菌感染和轮状病毒感染。

2. 免疫荧光检测

对细胞培养物或组织切片中的星状病毒可用免疫荧光试验检测。对于肠管内星状病毒检测,可取活体或尸体的小肠作冰冻切片,用免疫荧光试验检查肠上皮中的星状病毒。

四、核酸检测

星状病毒的核酸检测方法主要包括探针杂交和 RT-PCR 反应。因为探针杂交过程复杂,现已较少采用。

RT-PCR 的关键因素是引物的选择。已有研究在设计了 7 对星状病毒血清型特异性引物的基础上采用 RT-PCR 对星状病毒分型,使星状病毒流行病学研究更加快速、简便,尤其是不会受到获得分型单克隆抗体的限制,从而使 RT-PCR 既可用于大规模流行病学研究中的常规检测,也可用于病毒分型。所以,目前 RT-PCR 已成为星状病毒检测的常用方法。

第六节　冠状病毒的检测

冠状病毒可引起人类呼吸道、消化道、肝脏和神经系统的多种疾病,应根据其引起的疾病类型确定所采集标本的类型。对于由冠状病毒所引起的腹泻,既可采集粪便标本进行电镜观察或免疫学检测,也可经细胞培养后进行鉴定,还可以提取病毒核酸进行分子生物学检测;而采集患者急性期和恢复期双份血清进行抗体滴度测定亦可作为诊断依据。

一、电镜检测

1. 直接电镜法

粪便标本或细胞培养物标本用磷钨酸负染色后,滴到有膜的载网上可进行直接电镜观察。冠状病毒粒子的负染色标本在电子显微镜下像正粘病毒样形态,毒粒四周具有排列均匀的花瓣状突起使整个病毒外观如日冕或皇冠状。

2. 免疫电镜法

若粪便或细胞培养物中的病毒量少,不容易找到病毒颗粒,可采用免疫电镜法检测。吸取粪便处理液或细胞培养液与恢复期患者血清混合,温育后离心沉淀,将沉淀物悬液滴在有膜载网上观察,可提高检测的灵敏度。

二、病毒的分离与鉴定

呼吸道冠状病毒可用多种细胞系进行分离鉴定,但肠道冠状病毒的分离培养则与其他腹泻病毒相似,要困难得多,操作繁琐,条件要求非常严格。目前常用于肠道冠状病毒培养的是人胚肺二倍体细胞。一般细胞培养时第 1 代 CPE 出现较快,第 3 代后 CPE 出现缓慢,至第 10 代以后 CPE 的出现又加快。可在第 10 代时收获病毒。冠状病毒的 CPE 表现为病变初期细胞的折光性增强,细胞层出现间隙,继而出现单个相互分离的细胞,细胞两端变细,多数呈细丝状,细胞中间膨大,整个细胞呈梭形,最后整个细胞膨大、变圆、深染,有时可在细胞中见到深染颗粒。若无细胞病变效应发生,应盲传 2~3 代,如果仍无细胞病变效应出现则可认为是阴性。

三、免疫学检测

冠状病毒的免疫学检测主要包括免疫荧光试验、酶联免疫吸附试验、被动血凝试验和免疫组化试验等。

1. 免疫荧光试验

免疫荧光法是目前常用的病毒快速诊断方法,可计数进行病毒定量,其敏感性高于蚀斑试验。

(1)直接免疫荧光试验(DFA):将荧光素标记在从腹泻恢复期患者血清中提取的 IgG 上,鉴定感染细胞片中的冠状病毒抗原。该方法的优点是方法简便、特异性高,非特异性荧光染色少。缺点是敏感性偏低。

(2)间接免疫荧光试验(IFA):第一步,先将感染细胞片经 γ 射线照射后,加入不同稀释度的被检血清,在湿盒中 37℃保温 30 分钟,使抗原抗体充分结合;然后洗涤,除去未结合的抗体。第二步,加上荧光素标记的抗人 IgG。如果第一步发生了抗原抗体反应,标记的抗人 IgG 抗体就会和已结合抗原的抗体进一步结合,从而可鉴定冠状病毒的 IgG。该方法也可检测病人血清中的 IgM。

2. 酶联免疫吸附试验(ELISA)

(1)直接法:用辣根过氧化物酶标记从腹泻恢复期病人血清中提取的 IgG,可直接用 ELISA 鉴定细胞培养物中的抗原。

(2)间接法:新分离的病毒培养物经去污剂处理后,加入不同稀释度的被检血清,再加入酶标记的抗人 IgG,最后加入底物显色。该方法可在发病 20 天后检测到血清中 IgG。

3. 被动血凝试验(PHA)

将红细胞用冠状病毒 229E 株病毒抗原致敏后,与腹泻恢复期病人血清温育。如果恢复期血清中含冠状病毒 IgG,则红细胞将被动地凝聚在一起,出现可见的凝集现象。该方法快速、灵敏、方便,容易操作,但特异性较低。

4. 免疫组化试验(Immunohistochemical test)

先用未标记的特异性抗体(一抗)与标本中的相应抗原反应,然后再用酶标记的二抗与之结合,再加入酶反应底物进行显色反应。免疫组化试验操作简单、敏感性高、特异性强。但应避免抗原决定簇未能充分暴露造成的假阴性结果。

5. 中和试验

平行检测腹泻患者急性期和恢复期血清中和抗体,若存在抗体阳转或抗体滴度呈 4 倍及 4 倍以上升高,提示患者为冠状病毒感染。但应注意,因为病毒抗原的免疫原性较弱,约有 50% 的人感染后可能检测不出抗体。

四、核酸检测

1. Northern 杂交试验(Northern blot)

用 Northern 杂交检测患者标本中冠状病毒 RNA,可采用人冠状病毒 229E 株核壳体做基因探针。探针的标记可采用放射性核素标记,也可采用生物素标记。

(1) 斑点印迹杂交(Dot blot hybridization, DBH):该方法是在变性条件下将待检的冠状病毒

RNA 样品进行琼脂糖凝胶电泳,从电泳凝胶转移到硝酸纤维素滤膜上进行核酸杂交。

(2)核酸原位杂交(In situ hybridization,ISH):用放射性核素或生物素标记核壳体的核酸序列后,与细胞或组织切片中病毒核酸进行杂交。因为该方法不需要从细胞中提取核酸,对于组织或细胞中冠状病毒含量较低时具有很好的敏感性,同时因为完整地保护了细胞的形态,从而可以准确地反映病毒在细胞中的感染状态。

2. RT-PCR 反应和实时荧光 RT-PCR

通常病毒感染后,患者血液中出现特异性抗体较晚,所以病毒的早期诊断更多地依靠 RT-PCR 或荧光 RT-PCR 技术。冠状病毒 RT-PCR 使用的引物一般依据核壳体基因片段设计。目前,商品化的冠状病毒荧光 RT-PCR 试剂已广泛应用,与普通 RT-PCR 相比,具有直观、重复性好、特异性强、敏感性高和易操作的特点,而且可以避免扩增产物的污染,同时缩短了检测时间。

第七节 肠道病毒的检测

引起腹泻的肠道病毒主要是埃可病毒 2、3、6~9、11~14、18~20、22~24 型及柯萨奇病毒 A 组 4 型和 B 组 3、4 型。肠道病毒型别众多,因此对肠道病毒的实验室诊断有很高的技术要求。但肠道病毒具有不少共同的特点,这些共同的特点是各种肠道病毒检测技术发展的依据。

一、电镜检测

虽然肠道病毒引起腹泻的情况并不多见,但与本书介绍的其他6种常见的病毒性腹泻病原相同,在发病急性期的粪便中都存在大量的病毒粒子,可以通过直接电镜或免疫电镜技术检测。肠道病毒在电镜下呈球形,直径22～30nm,蛋白外壳呈二十面体对称排列,无包膜。但电镜检测技术条件要求高,费用昂贵,并不适宜在基层推广应用。近年来关于肠道病毒检测的其他方法发展较快,现已较少直接使用电镜检测肠道病毒颗粒。

二、病毒的分离与鉴定

肠道病毒适于生长在灵长类上皮样细胞,如猴肾细胞、人胚肾、人胚肺和HeLa传代细胞等。肠道病毒在细胞培养中增殖较快,发生细胞病变效应时出现细胞变圆、折光增强并脱离管壁等现象。由于技术简便、易于质量控制,所以用细胞培养技术从粪便和其他标本中分离病毒并鉴定其血清型,已成为肠道病毒分离鉴定常规的诊断方法。但目前尚无一种细胞可以支持所有的人肠道病毒生长,而且有一些肠道病毒对细胞并不敏感,如大部分柯萨奇 A 组病毒不能用细胞培养而只能用乳鼠进行病毒分离,也有一些肠道病毒可以细胞培养但不出现细胞病变效应。病毒的分离鉴定繁琐、费力、耗时,一般需要 1 周才能观察到细胞病变效应。同时病毒分离鉴定的费用高、敏感性较低,而且需要较高的专业知识及实验室设备,所以并不适于在基层推广。

三、免疫学检测

肠道病毒的免疫学检测包括酶联免疫吸附试验、中和抗体检测等。免疫学方法检测肠道病毒感染受到不同血清型间抗原性分化的限制。虽然有可能在肠道病毒血清型间存在某一共同抗原,但为了覆盖引起人类疾病的常见肠道病毒血清型,仍然需要一系列抗不同血清型的抗血清。

1. 酶联免疫吸附试验(ELISA)

ELISA 检测肠道病毒方法简便、快速,对技术和实验室条件设备的要求都不高,有一定的实用性。但由于肠道病毒的型别多样,除了高度怀疑某一型别的流行外,一般不用单一抗体进行检测。目前国内有间接 ELISA 检测试剂盒提供,可通过对临床病人某些型别肠道病毒进行 IgM 血清学检测而进行诊断。该方法只用急性期单份血清,对临床早期诊断有重要价值。

2. 中和试验

中和抗体在受病毒感染后的机体内存在时间较长,是一种鉴定病毒、检测抗体的可靠方法。用中和抗体试验测定机体抗体水平,可在一定程度上反映出机体抗病毒感染的免疫力。但中和试验要求在敏感动物或组织培养中进行,而且观察时间较长。因为健康人血清中都有一定效价,所以一般单份血清抗体效价无意义,需取双份血清检测。恢复期抗体效价呈4倍以上升高时有诊断意义。中和试验在检测中不宜用于早期诊断,可作为回顾性诊断。另外,病毒颗粒的完整性、抗血清滴度的强弱、宿主细胞的敏感性等各因素的变化都会影响中和试验结果的准确性。

肠道病毒的免疫学检测方法还有补体结合试验(Complement fixation test,CFT)、血凝抑制试验(Hemagglutination inhibition test,HIT)、酶标斑点免疫法(dot-IEA)和间接免疫荧光法(IFA)等。其中 IFA 法操作简便、快速,能鉴别半数以上的肠道病毒血清型,与中和抗体试验的符合率达 92%,对埃可病毒检测率可达 94%。

四、核酸检测

1. 核酸杂交(Nucleic acid hybridization)

不同血清型的肠道病毒基因组间存在同源性,特别是 5'端非编码区部分区域高度保守,这是核酸杂交诊断肠道病毒的理论依据。可用作核酸杂交探针的有 cDNA 探针、RNA 探针和寡核苷酸探针;可用于标记核酸探针的则有 ^{32}P 同位素、生物素或地高辛等。一般来说,放射性标记的探针敏感性要比非放射性标记的探针敏感性高,但应该注意使用放射性标记时半衰期短,容易造成环境污染,需采取严密的防护措施。

2. RT-PCR 反应

虽然肠道病毒型别众多,但随着分子生物学研究的发展,大部分肠道病毒的基因序列已被完全或部分破译。研究表明,各型肠道病毒存在高度保守序列,通过设计针对高度保守序列的通用引物,可用 RT-PCR 检测大部分型别的肠道病毒。为进一步提高 RT-PCR 检测的灵敏度和特异性,还可通过内、外两对引物扩增及两次连续放大,即巢式 RT-PCR 进行检测。巢式 RT-PCR 可检测到 $0.1TCID_{50}$ 的病毒量。但应注意巢式 RT-PCR 增加了对扩增产物的操作步骤,操作不慎更容易引起污染。

RT-PCR 还可用于对肠道病毒进行分型。虽然 VP1 蛋白是肠道病毒的主要抗原决定簇,但因为不同肠道病毒的 VP1 区相对于其他区具有高度变异性,所以很难设计针对 VP1 的通用引物。而根据肠道病毒序列特征设计的针对 VP4 的扩增和测序引物可对临床分离株进行分型,其结果与 VP1 序列分析完全一致,是一种比较简便可行的定型方法。

近年来,通用型及各种特异型别的肠道病毒荧光 RT-PCR 试剂盒也得到了广泛的应用。荧光 RT-PCR 具有检测快速、敏感性强、扩增产物可直接定量以及密闭系统防止交叉污染等优点,使其可能成为病毒检测中组织培养的替代方法。

参考文献

[1] 左曙生,李钟铎. 时间分辨免疫荧光技术在病毒检测中的应用[J]. 中华流行病学杂志,1993,14(6):362-365

[2] 白植生,方悦群. 轮状病毒的细胞培养[J]. 微生物学免疫学进展,1985,4:13-15

[3] Weitkamp J H, Kallewaard N, Kusuhara K, et al. Generation of recombinant human monoclonal antibodies to rotavirus from single antigen-specific B cells selected with fluorescent virus-like particles[J]. J Immunol Methods,2003,275(1-2):223-237

[4] Spielberg F, Kabeya C M, Ryder R W, et al. Field testing and comparative evaluation of rapid, visually read screening assays for antibody to human immunodeficiency virus[J]. Lancet,1989,1(8638):580-584

[5] Huang Q, Lan X, Tong T, et al. Dot-immunogold of filtration assay as a screening test for syphilis[J]. J Clin Microbiol,1996,34(8):2011-2013

[6] 方肇寅,温乐英,晋圣瑾,等. 在我国腹泻患儿中发现诺瓦

克样病毒感染[J]. 病毒学报,1995,11(3):215-219

[7] Okitsu-Negishi S, Okame M, Shimizu Y, et al. Detection of norovirus antigens from recombinant virus-like particles and stool samples by a commercial norovirus enzyme-linked immunosorbent assay kit[J]. J Clin Microbiol,2006,44 (10): 3784-3786

[8] Richards A F, Lopman B, Gunn A, et al. Evaluation of a commercial ELSIA for detecting Norwalk-like virus antigen in faeces[J]. J Clin Virol,2003,26(1):109-115

[9] Pang X, Lee B, Chui L, et al. Evaluation and validation of real-time reverse transcription-PCR assay using the Light Cycler system for the detection and quantitation of norovirus [J]. J Clin Microbiol,2004,42(10):4679-4685

[10] Jiang X, Huang P W, Zhong W M, et al. Design and evaluation of a primer that detects both Norwalk and Sapporo like caliciviruses by RT-PCR[J]. J Virol Methods,1999,83 (1-2):145-154

[11] 刘翼,戴迎春,李建栋. 广州地区札幌样病毒的检出及基因型分析[J]. 第一军医大学学报,2004,24(10): 1147-1149

[12] Oka T, Katayama K, Hansman G S, et al. Detection of human sapovirus by real-time reverse transcription-polymerase chain reaction [J]. J Med Virol, 2006, 78 (10): 1347-1353

[13] Wang Q H, Chang K O, Han M G, et al. Development of a new microwell hybridization assay and an internal control

RNA for the detection of porcine noroviruses and sapoviruses by reverse transcription-PCR[J]. J Virol Methods, 2006, 131(1-2):135-145

[14] Jiang X, Wilton N, Zhong W M, et al. Diagnosis of human caliciviruses by use of enzyme immunoassays[J]. J Infect Dis, 2000, 181 Suppl 2:S349-359

[15] 何雅青,杨洪,林奕芝,等. 深圳市婴幼儿腹泻中肠道腺病毒感染的流行特点调查[J]. 中华流行病学杂志, 2001, 22(2):96-98

[16] Van der Avoort H G, Wermenbol A G, Zomerdijk T P, et al. Characterization of adenovirus types 40 and 41 by DNA restriction enzyme analysis and by neutralization with monoclonal antibodies[J]. Virus Res, 1989, 12(2):139-157

[17] Toogood C I, Murali I R, Burnett R M, et al. The adenovirus type 40 hexon: Sequence, predicted structure and relationship to other adenovirus hexons[J]. J Gen Virol, 1989, 70(12):3203-3214

[18] Malasao R, Maneekarn N, Khamrin P, et al. Genetic diversity of norovirus, sapovirus, and astrovirus isolated from children hospitalized with acute gastroenteritis in Chiang Mai, Thailand[J]. J Med Virol, 2008, 80(10):1749-1755

[19] Brinker J P, Blacklow N R, Hermann J E. Human astrovirus isolation and propagation in multiple cell lines[J]. Arch Virol, 2000, 145(9):1847-1856

[20] 牛艾茹,张桦,刘凤林,等. 儿童星状病毒感染的抗原检测及分析[J]. 中国优生与遗传杂志, 2004, 12(1):116

[21] Mclver C J, Palombo E A, Doultree J C, et al. Detection of astrovirus gastroenteritis in children[J]. J Virol Methods, 2000, 84(1): 99-105

[22] Noel J S, Lee T W, Kurtz J B, et al. Typing of human astrovirus from chlinical isolates by enzyme immunoassay and nucleotide sequencing. J Clin Microbiol, 1995, 33: 797-801

[23] McIntosh K, Kapikian A Z, Hardison K A, et al. Antigenic relationships among the coronavirues of man and between human and animal coronavirus[J]. J Immunol, 1969, 102(5): 1109-1118

[24] Wenzel R P, Hendley J O, Davies J A, et al. Coronavirus infections in military recruits: three-year study with coronavirus strains OC43 and 229E[J]. Am Rev Respir Dis, 1974, 109(6): 621-624

[25] Lee T W, Megson B, Kurtz J B. Enterovirus typing by immune electronmicroscopy[J]. J Med Microbiol, 1996, 44(2): 151-153

[26] Rotbart H A. Nucleic acid detection systems for enteroviruses[J]. Clin Microbiol Rev, 1991, 4(2): 156-168

(张海龙 高飞)

第六章 预防控制

第一节 预防措施

病毒性腹泻传染性较强,人群普遍易感,发病率高,传播快,没有特异的预防措施,因此预防的关键是强调个人卫生和公共场所卫生。一旦发生暴发或流行,要迅速隔离传染源,切断传播途径,保护易感人群。

一、加强水源地的保护和监管,重视饮水安全

病毒性腹泻通常呈散发状态,近年来主要的暴发多由水污染导致。国内外文献均显示,即使清洁度较好的地下水也经常受到病毒污染。美国一项研究表明35个州的448个地下水源中,32%的水源中检测出多种肠道病毒,即使是城市供水也经常被病毒污染。中国也曾有多起因供水受到病毒污染导致的腹泻疾病暴发的报道。

1. 严格执行国家关于《饮用水水源保护区污染防

治管理规定》对水源地依法进行保护。特别是不能在饮用水水源地附近修建厕所、养殖场等。因为人和动物是病毒性腹泻病原体的常见宿主和传染源。

2. 加强对饮用水水源的监管和监测,定期开展水质检测,发现污染要及时采取处置措施。直接进行水中的病毒检测具有较高成本和技术要求,条件有限地区可选取能够反映污染状况的其他指标加以替代,如反映人畜粪便污染的大肠埃希菌,也能够间接反映水质清洁状况。

二、培养良好卫生习惯,采取有效预防措施

病毒引起的腹泻主要是通过粪-口途径传播,少数也可通过呼吸道传播。因此注意饮食卫生,养成良好的个人卫生习惯是防止"病从口入"的关键。

1. 保持双手清洁

手在每天生活中接触东西最多,是肠道传染病传播的重要媒介。因此要做到工作、学习结束洗手,外出归来洗手,抱小孩前洗手,便后洗手。手能把存在于粪便、鼻腔、皮肤和身体其他部位的病原体传播到食品上,所以制作食物或食用食物前更要洗手。

2. 防止经水传播

病毒性腹泻常经水传播。要做到不喝生水,水果、蔬菜、餐具等要用干净的水清洗。农村地区不要使用可能受到污染的河水、池塘水等洗衣服、洗澡。

3. 采取针对性措施

根据不同的传染源和传播媒介采取针对性措施。如粪-口途径传播,需做好粪便处理;呼吸道传播,应加强通风,必要时戴口罩,做好呕吐物等含病毒的且易形成气溶胶的污物处理;水源或供水系统污染传播,应立即禁用被污染水源,做好清洗消毒等。

三、加强健康教育,提高健康素养

提高居民对肠道传染病的认识,宣传基本的预防知识,在暴发、流行期间尽量避免到人口密集的公共场所,以减少暴露机会。平时注意加强锻炼,增强体质,并注意防寒保暖。

第二节 监测报告

一、监测

1. 饮用水监测

饮用水监测能够对腹泻暴发起到提前预警的作用。(上文提及,不再详述)

2. 肠道门诊监测

对肠道门诊病人的病原学监测和流行病学资料收集能够帮助我们发现可能发生或正在发生的暴发或流行。实验室对病原进行鉴定、分型,确定耐药类型。通过对这些报告的核对并及时、系统地分析,可为监测暴发提供很多有用的信息,尤其当病例在地理分布分散或临床症状为非特异性时。流行病学资料的收集能帮我们找出人群和病原之间的联系。

3. 疾病预防控制机构信息监测

疾病预防控制机构根据辖区内医疗机构、学校、托幼机构、工厂、企业以及其他信息来源的报告情况,进行综合分析,评估疫情趋势,发现暴发苗头时及时预警,发现暴发时及时处置。

二、报告

根据《中华人民共和国传染病防治法》、《突发公共卫生事件与传染病疫情监测报告管理办法》,感染性腹泻为我国法定丙类传染病。各级各类医疗机构一旦发现病例,临床医生在门诊日志上要详细填写相关信息,填写《中华人民共和国传染病报告卡》,填报内容必须准确无误。实行网络直报的责任报告单位应于 24 小时内进行网络报告。

医疗机构、学校、托幼机构、工厂、企业以及其他监测信息报告单位发现腹泻暴发,应及时报告属地疾病预防控制机构。局部地区或集体单位发生的流行或暴发一经核实,属地疾病预防控制机构应及时向上级疾病控制机构及辖区卫生行政部门作疫情报告。同时必须及时组织力量,开展流行病学调查与处理,确认暴发与流行的存在,积极采取一切必要的措施控制疾病蔓延。同时根据《国家突发公共卫生事件相关信息报告管理工作规范》,凡达到突发公共卫生事件报告标准的,责任报告单位和责任报告人经核实后2小时内在《突发公共卫生事件报告管理信息系统》中进行报告,及时做好病例的统计分析、疫情预测和阶段进程报告等工作。

众所周知,大多数法定疾病报告系统存在诊断疾病的实质性漏报和迟报,同时,许多患者未去医院就诊,因此实验室确诊疾病的报告所占比例较高。医务人员获知腹泻有异常聚集性时也应向卫生部门报告。

第三节 暴发调查

常见的病毒性腹泻暴发中,通过食物或水作为传播媒介的占多数。本节以实战出发,按照现场暴发调查的步骤,对食源性暴发调查进行详细阐述。

一、证实暴发的存在

首先要证实暴发的存在,需要回答以下几个问题:观察到的数量超过预期的数量了吗?存在任何可能导致虚报的因素吗?确定是单一疾病吗?值得花时间或精力调查吗?在证实暴发确实存在后进行第二步。

二、快速做好准备工作

准备好你认为需要的物资和设备,如采样、标本保存、标本运送工具等;为出行做好必要的安排;查阅相关疾病和已发表的研究。准备工作完成后要快速到达现场。

三、现场调查

到达现场后所进行的暴发调查内容主要包含三部分:流行病学调查(现场的初步评估和现场流行病学调查)、食品环境卫生学调查、标本的采集与检测。

(一)流行病学调查

1. 现场初步评估

(1)核实信息的准确性:排除诊断错误和实验室错误以及由于其他信息的不准确给后续调查带来的影响。

(2)查阅病历记录、血常规、便常规检测报告。

(3)访谈 5~10 名病例收集相关信息:包括人口学资料;发病信息(发病时间、首发症状及其严重程度、就诊及治疗情况、检测情况等);暴露信息(发病前是否接触过类似病例、发病前饮食史、患者认为自己得病的原因是什么、患者认识的人中是否也有人得了相同或类似的疾病以及患者与他们有无进食相同餐次或进食相同食物、进食可疑餐次或可疑食物的时间等)。特别要注意特殊病例的访谈,如首、末例,居住在另外地区,年龄最大或最小者,哺乳期婴儿、食品加工人员等。

(4)采集合适的临床标本和食品标本。

病例临床标本的采集原则。

1)及时采集标本。

2)标本类型:尽量采集粪便或呕吐物;肛拭子对某些病原检测具有局限性。

3)标本数量:人数较少全部采集;病例人数较多时,至少采集 10~20 例或采集全部病例的 15%~20%。

4)采样对象:尽量采集未用药的病例;采样与个案流调相结合。

5)采集暴露但未发病者的标本

【可疑食物及其污染来源标本的采集原则】

1)病例吃过的所有剩余食物标本。

2)可疑污染来源的标本数量要足够,并妥善保存。

3)立即开展食品或环境卫生学现场调查,收集暴发原因的有关证据。

【食品加工的物理、化学性指标】

1)原料、半成品、相同条件加工的其他食物。

2)环境标本。

3)食品从业人员的临床标本。

(5)形成初步调查报告

1)暴发原因的初步调查结果:特殊病例的访谈;实验室检测结果;食品/环境卫生学调查。

样品的采集是有时效性的。采样越早,采样、保存和运输越规范,越能提高实验室检出病原的成功率。很多暴发呈一过性污染,剩余食物也会很快被处理掉。暴发也可能随时结束,病人的呕吐物或腹泻物标本有可能随时采集不到。因此流行病学工作者到达现场后一定要及时、规范地采集标本。如果当地实验室不具备检测能力就涉及到样品的保存和运输问题。不同标本、不同类型病原体检测标本的保存、运送时限和方式都有不同。

病毒的检测应在疾病早期或急性期采集标本。因病毒离开机体在室温下容易失活,应立即接种,如不能接种应于4℃环境下运送;如需长时间运输需冷冻,最好于-70℃运送,对于在冻融后容易失活的病毒最好加入甘油或二甲基亚砜。如果使用PCR等对病毒活性要求不高的方法进行检测,则保存和运输条件可适当降低。

粪便标本:取可疑粪便5～10g;直肠肛拭子、鼻、咽、皮肤拭子:置含有抗生素和0.5%明胶或牛血清蛋白的HanKs液2ml试管内。

血液:一般是全血(用100IU/ml肝素钠抗凝),若作为抗体测定,还要抽不抗凝血分离血清备用。

2)提出综合性预防控制措施:封存、停止销售剩余可疑食物;禁止患病的食品从业人员继续上岗工作;告知公众避免食用可疑食物并及时就医。

当存在以下情况时应继续深入调查:

暴发原因不明;发病人数较多;病情较重或传播迅速;涉及多个地区且无明显的共同暴露;涉及学校、幼儿园、医院、养老院、食品企业等特殊部门;公众高度关注;涉及违犯法律、法规等问题;通过调查评估食品安全和危险性评估;为调查者提供有价值的学习机会。

2. 现场流行病学调查

(1)制定病例定义:病例定义不同于临床诊断标准,它是用来确定被调查对象是否纳入病例的依据,是一个统一的标准,是统计发病人数的流行病学工具。

现场流行病学中病例定义不是指临床上判断疾病的标准,而是流行病学工作人员为了现场调查工作的需要,制定出的统一用来筛选病例的标准。工作中往往容易与临床诊断病例使用的标准相混淆。病例定义包含时间、地点、人群、临床症状体征、实验室检测结果 5 个要素。在食源性疾病中,时间通常取首例病例发病前 1~2 个疾病平均潜伏期,食物中毒通常为72 小时;在周围地区发病无明显升高情况下,地点划定为暴发涉及的地区;人群规定为暴发地区内所有人,如果是聚餐可规定为参加聚餐人群及家属;多数具有症状或体征,使用该病特异性的症状或体征能够大大增加病例定义的特异性;实验室检测要素应考虑采集何种标本,使用何种方法,何种病原体检测结果阳性等。

病例定义通常分为疑似病例、可能病例、确诊病例3层,在现场根据实际情况制定1～3层均可。在制定病例定义时要兼顾敏感性和特异性。高敏感性的"病例定义"将包含许多非病例,而高特异性的"病例定义"又会漏掉很多病例。下面以一家老人院因诺如病毒引起的腹泻暴发为例,制定病例定义。首例病例出现在2010年2月20日,末例病例出现在2月28日,病例搜索截止到3月5日。

疑似病例:2010年2月14日～3月5日期间,该院所有在院人员中,出现恶心、呕吐、腹痛或腹泻(≥1次/天,且伴有大便性状改变)之一者。

可能病例:疑似病例中呕吐或腹泻(≥3次/天,且伴有大便性状改变)者。

确诊病例:疑似或可能病例中,粪便或呕吐物经ELISA方法检测诺如病毒抗原阳性者。

隐性感染者为2010年2月14日～3月5日期间,该院所有人员中,未出现恶心、呕吐、腹痛或腹泻等症状,但粪便ELISA方法检测诺如病毒抗原阳性者。

(2)病例搜索及个案调查:为查明疫情波及范围

及人群,需进行病例的主动搜索。不同暴发疫情病例搜索的方法也不同。已知暴露人群,如病例均参加过聚餐,应对所有参加聚餐人员进行调查,包括食品加工人员;局限某特定人群,如学校、工厂的暴发,可以查阅缺课、缺勤记录,校医或附近医疗单位就诊记录,问卷调查全部人员等方法搜索;社区病例,如某县发生了伤寒暴发,可通过查阅医疗机构登记、访谈医生、询问患者认识的人中是否还有病例等方法搜索;跨地区分布,如商业化流动食品,可通过媒体公告,病原特殊型别、生化,PFGE查找同源性等方法搜索。总之,要根据现场实际情况采取快速、有效、可行的办法进行病例搜索。

(3)描述三间分布特征:病例搜索之后要快速进行流行病学三间分布的描述,查找病例间的共同暴露。流行曲线的不同模式,如点源模式、持续同源模式、间歇同源模式、点源+二代模式等能够帮助推测可能的暴露时间段及疾病传播的特点。这对于选择采集何种措施控制疫情的进一步蔓延,推测具体暴露时间段,进而查明暴发原因以及推断可能导致暴发的病原体都有很大的帮助。比如点源模式,只要有效控制可疑传染源(通常是食物或水源)就能有效切断传播;如果出现了二代,就要考虑病例的隔离问题;如果是持续同源或间歇同源且疫情还没有下降趋势,则说明已经采取的措施没有达到效果,或是真正的传染源还没有得到控制。

病例的症状、体征、地域、人群分布特征都能提示可能的暴露因素及致病因子,如病例居住沿河流分布、聚集在水井周围、与自来水管网分布一致、发病均是婴儿,等等。通过推断疾病潜伏期,结合临床症状和体征的描述可以快速缩小病原检测范围甚至锁定目标病原体。如患者没有白细胞升高或有升高人数比例很低,暴发由细菌引起的可能性较小。患者何种症状的比例较高?疾病是长潜伏期还是短潜伏期?儿童和成人腹泻的比例是否相同?大便性状如何、有无脓血便?呼吸有没有改变?是否有温度感觉错位?这些特异性问题的回答都能帮助缩小导致本次暴发病原体的范围,甚至直接锁定病原体。在提供给实验室样品进行检测时,一定要将流行病学描述结果一并提供或给实验室提供检测方向,否则实验室大海捞针式的检测不但浪费人力物力,而且成功检出病原体的概率也会大大降低。

(二)食品环境卫生学调查

食品环境卫生学的调查主要为了查明食品污染的来源、途径及程度,食品加工工艺能否杀灭病原体,食品加工、运输、存储环节病原体能否生长增殖。

食品加工现场调查的主要内容及方法:访谈管理者;访谈参与可疑食物制作过程的从业人员;查阅从

业人员出勤记录;对可疑食物加工过程进行卫生学评价;采集食品及环境标本;对从业人员健康和卫生状况进行评估;供水系统的卫生学评价;测量温度、pH值、水分活度(aw)等。

现场卫生学调查中需要收集的相关资料:食谱、菜单和配方;加工记录;购买记录;运输记录及可疑食品来源的相关证明材料;危害性分析和临界控制点(HACCP)计划;工艺流程图;加工场所平面图;纠错记录;投诉记录;清洁记录;食品检测记录;出勤或请假记录。

1. 可疑食物的调查

(1)描述食品的性状:原料和成分、原料来源、物理化学特性;剩余食品处理、食用情况。

(2)观察食品的加工过程:清洗过程、从业人员个人卫生、可疑测量食物加工关键环节的温度和时间。

(3)访谈食品从业人员:岗位和职责;异常事件;交班延误;仪器设备运转情况;健康状况;有无临时工;数量有无明显变化。

(4)现场进行测量:加工的温度和时间;pH值及水分活性;使用容器的尺寸、食物在容器的深度。

(5)绘制生产工艺流程图:加工流程、操作者姓名、所用的器具及其检测结果。

(6)暴发风险分析:病原体在哪个阶段引入的?病原体在哪个阶段繁殖的? 生产工艺设计能否杀灭

病原体?

2. 可疑食物污染来源

(1)食品或原料在源头受到污染:直接生吃;加热温度时间不能杀灭病原菌。

(2)食品加工过程受到污染:加工用水受到污染;将有毒物质当做食品原料误用;过量使用食品添加剂。

(3)加工后成品在存储过程中受到污染:食品从业人员手污染;加工器具造成生熟食品交叉污染;贮存过程被污水等污染;高酸食品贮存不当被重金属污染。

(三)标本的采集与检测

食品、环境标本的采集主要为了判定暴发疫情的性质,为流行病学调查和食品环境卫生学调查结果提供证据。

1. 食物标本的采集原则

(1)未明确可疑餐次或可疑食品:采集各种剩余食品标本,并妥善保存。

(2)明确可疑餐次:可疑餐次所有剩余食品。

(3)已明确可疑食品:可疑食品、原料,有流行病联系、与病原体相关的、易于微生物存活繁殖的其他食品。

(4)可疑食品为定型包装食品:采集开封的剩余

食品、还需采集未开封且与开封食品同批号的食品。

(5)可疑餐次无剩余食品:随后以类似方式制备的食品样品、存储的原料或半成品、垃圾箱丢弃的食品。

2. 环境标本的采集

(1)采集环境标本的目的是追溯暴发污染来源,评价其污染程度。

(2)环境标本类型:加工可疑食品所使用的工器具表面,如桌子、冰箱隔板、砧板、绞肉机、研磨机等抹拭子;食品加工用水。

3. 食品从业人员标本的采集

(1)食品从业人员可能是污染来源。

(2)采集标本类型:粪便或肛拭子;鼻、咽、皮肤拭子;血。

四、形成可疑致病因子、可疑餐次或饮食假设

在综合病例临床表现、三间分布的特征、特殊病例的访谈、食品和环境卫生学现场调查之后,即可提出导致暴发的可疑致病因子、可疑餐次或饮食的假设。假设的提出必须能够解释大部分病例发病的原因。

五、分析流行病学验证假设

当暴发局限在一个不大的人群范围时,队列研究将比病例-对照研究更有优势。在现场中要结合人力、物力等各种资源综合考虑,选取适合的分析流行病学方法。

1. 病例的选择

尽量选择确诊病例和可能病例,以减少错误分类。尽量选择新发或能够清楚表述的病例,保证病例回忆清楚,如某小学腹泻暴发,各年级组罹患率无差别,此时应该选取高年级组学生,以减少低年级孩子表述或回忆不清。病例选择要有代表性,根据病例的实际分布,选择主要病例,解释暴发的主要原因。如果流行曲线显示有不同阶段的发病,不同阶段的病例发病原因可能不同,所以每个高峰要分别选择病例和对照。

2. 对照的选择

对照的选择一定是非病例人群(排除隐性感染和轻型病例)和有发病可能人群(特别对于某些感染后能形成持久免疫力或有疫苗能够预防的疾病,当然在病毒性腹泻中此情况极其罕见)。在选择对照时还应注意对照来自病例所在的源人群,有暴露机会,避免"外对照"的情况。对照选取要有代表性,随机选择。当需要控制混杂因素时,可按照匹配因素选择对照。

特别要强调的是,通常我们采用的是病例对照(Case-control)研究方法,但当存在大量隐性感染者或轻型病例时,会给对照的选取造成很大困难。此时可以采用病例-队列研究(Case-cohort study),又称病例参比式研究(Case-base reference study)进行探索。如果使用了配对病例对照,计算时要使用配对病例对照的计算方法。使用普通的病例对照计算方法对配对病例对照进行计算,是工作中可能会犯的错误之一。

3. 确定病例和对照的暴露因素并比较差异

通过描述流行病学结果提出假设,确定导致暴发的主要暴露因素。队列研究与病例对照研究的分组不同,工作中常会混淆,应加以注意。对于食源性疾病,暴露往往不是单一的。当得不出有效的 OR、RR 值,或者 OR、RR 值有效,但可信区间包含而找不出确切的暴露因素时,要考虑多个暴露同时存在的情况,此时以一种风险较低的暴露作为参照组进行比较,往往能有意想不到的效果。也可以通过分层分析的方法来解决多个暴露混在一起的情况。在确定了导致疾病的暴露因素后,可以通过对其进行计量反应关系的计算进一步强化流行病学证据。在计算时不能以未暴露于该因素组作为参照组,这也是计量反应关系计算中最容易犯的错误。

六、推敲、修正、验证假设

从关联性的强度、与其他研究的一致性、接触在前发病在后、生物学似真性和计量反应关系这5个方面对形成的假设以及分析流行病学给出的结果进行推敲和修正。如果之前假设有不合理之处,就需要形成新假设,验证新假设。直到假设能够合理解释大部分病例的发病原因为止。

七、采取有效的控制措施

应该在第一时间采取控制措施,而不是在验证假设之后,尽管现场暴发调查步骤中将采取控制措施放在了靠后的位置。作为流行病学工作者,首要的任务就是切断疫情,及时有效地采取控制措施。

采取措施可以从排除暴露源、减少暴露机会、保护危险人群等方面入手。选取控制措施时,要优先选择投入小、见效快的措施。随着调查的深入,如果发现控制措施有不当之处要随时进行调整或更换。在采取控制措施时应考虑到现存问题及更广泛意义上的问题:如何控制现有暴发?如何在同一地方避免再有类似暴发发生?如何避免在相似的情况下发生其他暴发?可以采取何种预防措施?

八、将结果进行报告交流

调查过程中要有进程报告递交给卫生行政部门,调查结束后要形成正式报告递交给卫生行政部门。在允许的范围内进行学术交流,可以避免类似情况的再次发生。

第四节 控制措施

一、轮状病毒

轮状病毒引发的腹泻流行几乎遍及世界各地,可在接触过程中经粪-口途径传播或呼吸道传播。虽然轮状病毒在呼吸道中无有效的繁殖,但可存在于呼吸道分泌物中。常可污染水源引起暴发。

【预防措施】

1. 疫苗

WHO认为轮状病毒疫苗接种的主要目的是预防由轮状病毒引起的死亡和重症疾病。经大规模临床试验验证,当前国际上获得生产许可的两种轮状病毒疫苗是安全和有效的。在发达国家,常规接种使婴儿获得对轮状病毒的免疫力,可以大幅减少婴幼儿急性轮状病毒感染性疾病的急诊和住院数,减少轮状病毒疾病导致的直接和间接经济损失。在发展中国家,这些疫苗可以减轻重症轮状病毒性腹泻带来的沉重的疾病负担。

到目前为止,轮状病毒疫苗的临床有效性主要在美国、欧洲、拉丁美洲通过了验证。其他一些口服疫苗的试验表明,疫苗的安全和有效性存在相当大的地区差异。因此,除非当前的轮状疫苗在全球所有的地区都通过验证,WHO 不推荐将轮状病毒疫苗纳入全球免疫规划。在非洲、亚洲,轮状病毒性疾病的疾病负担非常严重,迫切需要更多的疫苗有效性数据,因此正在进行临床试验。新轮状病毒疫苗目前正在研制中,并在几个国家进行测试。

(1) Rotarix:2004 年由墨西哥 GlaxoSmithKline 研制的减毒活疫苗,于 2005 年 1 月在当地投入使用,迄今为止该疫苗已在 100 多个国家获得注册,至少在 7 个国家作为常规儿童接种疫苗已通过了由 WHO 成立的联合国机构的采购预审。该疫苗基于减毒的人病毒株 89-12,该毒株采用的是世界范围内最广泛的血清型。研究显示,89-12 疫苗株虽然在观察对象中可引起 19% 的低热反应,但总体是安全的;研究还发现,该疫苗经 2 倍剂量免疫后,对各种轮状病毒疾病均能提供 89% 的保护作用,对严重的疾病能提供 100% 的保护作用。Rotarix 的安全评价主要在拉丁美洲的几个国家进行,超过 63 000 名婴幼儿参与了此项评价,结果证实该疫苗既不会引起发热,也与肠套叠无关,是安全的。

(2)RotaTeq:2006年获得许可上市,并首次在美国使用。RotaTeq在芬兰和美国进行了大量的反应观察。一项超过70 000名婴幼儿参加的反应观察表明,该疫苗是安全的,不会引起发热,也不会引起肠套叠。该疫苗的保护效率也较高,针对所有G1～G4型引起的轮状病毒肠胃炎的保护率达74%,对严重肠胃炎的保护率达98%,对住院治疗以及急诊病例的保护率达94.5%。

(3)LLR口服轮状病毒活疫苗:由我国兰州生物制品研究所研制的减毒活疫苗,2000年获得中国药品监督管理局的正式批准。在4000名6～24月龄婴幼儿中进行了临床研究,结果显示该疫苗可诱导产生G1～G4型血清中和抗体,阳转率为40%～60%,对轮状病毒腹泻的保护效果为78%。上市至今已销售了近200万人份,疫苗的临床安全性和免疫原性得到进一步验证。但由于其有效性和安全性评价资料尚不完善,未进行双盲随机分组对照研究,同时观察场次及样本数量也较少,因此尚需进一步的观察。

2. 其他预防性措施效果不确定。病毒在固体表面、污水和手上可生存很长时间。其对常用消毒剂有较强抵抗力,但可被氯灭活。

3. 在托幼机构,给婴儿穿上罩衣包住尿布,已证明可减少感染的传播。

第六章 预防控制

4. 通过保持较好的卫生习惯和较高的卫生水平,防止婴幼儿在家庭和托幼机构或医院内暴露于患者;没有必要将儿童带离托幼中心。

5. 口服免疫球蛋白(IgG)被动免疫显示,可保护低出生体重的新生儿和免疫低下儿童。母乳喂养不影响感染率,但可降低胃肠炎的严重程度。

【患者、接触者及环境控制】

1. 患者需要隔离,按"肠道防范"措施,婴儿看护者要经常洗手。

2. 随时消毒,卫生处理尿布;罩衣要完全遮住尿布,以防止泄露。

3. 不需要检疫。

4. 不需要接触者免疫。

5. 传染源调查,应该在特定高风险人群和抗原排泄者中查找传染源。

6. 特异性治疗:无。普通病例应用口服葡萄糖-电解质溶液的口服补液疗法即可。在脉管塌陷或无法控制的呕吐病例需要使用肠外补液。抗生素和抗动力药禁用。

【发生流行时的控制措施】依靠流行病学手段查找传播媒介和传染源,加以控制。

【医院感染暴发的控制与预防】院内感染可通过物理或生物的方法进行预防和控制。在各个国家均有相应的规范和指南,但缺乏具体实施的细节规定。

包括洗手或手的消毒、一次性物品的使用、详细的宣教手册、眼罩、手套和隔离衣的使用、病人的分类管理、集中操作、减少探视以及污染物品的处理等是能否做好院内感染控制的重要环节。

轮状病毒在手上至少可以存活4小时。手的污染可造成院内感染的暴发和流行。洗手是最为有效的预防措施。肥皂洗手并不能有效地降低手上的病毒量,含有酒精成分的消毒液和干手装置能更有效地清除病毒,但并不能完全杀灭手上的轮状病毒。在美国一家儿科医院进行的研究提示,积极的洗手可以明显降低轮状病毒院内感染的发生率,从5.9/1000降至2.2/1000住院患者。另外,在胃肠道症状出现之前,发热可能是惟一的症状,患儿往往被误为是细菌感染而与其他患儿同居一室,从而增加了院内感染的机会。

尽管在母乳是否有保护作用上存在争议,但仍有不少文献提示母乳的保护作用以及益生菌在防止轮状病毒感染方面的有益作用。

二、杯状病毒(诺如病毒、札如病毒)

杯状病毒中较为重要的是诺如病毒和札幌病毒(也称札如病毒),可在接触过程中经粪-口途径传播或呼吸道传播。任何年龄段均可发病,大多数病毒感染的患者、隐性感染者及病毒携带者均为传染源。传染源的排泄物污染水源、食物、物品、空气而造成流行。人与人之间的直接传播也很重要,主要由呕吐物等传播。常引起集体暴发,暴发期间空气和污染物也是不容忽视的传播媒介。

诺如病毒,人类是已知的惟一宿主。有研究表明,札幌病毒能在自然环境中生存。研究者对贝壳、鱼类、牡蛎、矿泉水、冰层以及社区饮用水的检测分析发现,除了牡蛎样本外,其余均检出札幌病毒。所以在控制传染源时要分别对待。

【预防措施】

1. 采取预防粪-口途径传播疾病的卫生措施

(1)教育公众进行洗手的重要性,提供适当的洗手设施,特别是食品制作人、病人和儿童的看护人员。

(2)做好患者粪便处理和厕所防蝇措施。因地制宜,鼓励使用充足便纸,以减少手的污染。在野外要对粪便进行掩埋,掩埋地要在饮用水源下方并远离水源。

(3)对公共饮用水进行保护、净化和氯化消毒,提供安全用水,避免可能的污水系统回灌供水系统。对个人和小范围人群(如旅行或在野外)的防护,可采用化学或煮沸方法对水进行处理。

(4)使用防蝇网、杀虫诱饵、捕蝇器,或在条件允许时使用杀虫剂等方式控制苍蝇。通过及时收集和处理垃圾以及厕所等防蝇措施,减少苍蝇滋生地。

(5)制备食品时要特别注意卫生,适当进行冷藏,要特别注意生吃食物的贮存。家庭和公共餐饮场所都应采取以上措施。对卫生状况不清时,选择煮熟和加热食品,吃水果要削皮。

(6)病人及携带者不能从事食品制作和病人、儿童护理工作。

2. 做好病人呕吐物处理,呕吐时可能形成含有病毒的气溶胶,吸入可感染。

3. 煮熟贝类和监测养殖贝类的水体,可预防此类疾病的感染。

【患者、接触者及环境控制】

1. 病人需要隔离,按肠道防范措施,婴儿看护者要经常洗手。

2. 不需要随时消毒。

3. 不需要检疫。

4. 不需要接触者免疫。

5. 传染源调查,在暴发时研究感染的主要传播方式。

6. 特异性治疗,严重病例要补充液体和电解质。

【发生流行时的控制措施】搜索传播媒介和传染源,加以控制。确定暴发过程,阐明流行病学特点。

【医院感染暴发的控制与预防】诺如病毒胃肠炎是传染性极强的消化道疾病,鉴于其传播途径多样,感染者可传播,人群普遍易感,缺少交叉免疫及病后免疫,病毒致病性强、容易变异,对普通消毒剂耐药。迄今尚无该病的疫苗预防等特点。近年来在医院内的感染暴发流行呈增长趋势。国内外经验表明,诺如胃肠炎医院暴发流行控制较为困难,特别是对一个仅具备一个厕所的普通满员病区,完全隔离患者,以及对流动大的家属、陪护和私工进行管理教育极其困难。因此在医院这一极易造成传播和流行的特殊公共场所,应提高对诺如病毒胃肠炎的识别与认识,保持高度警惕,给予超标准防控。

医院应建立对该病的监测,做好医院内环境清洁卫生与消毒。加强对医护人员、护工、保洁、配餐人员的相关防病知识培训。在流行季节应注意食品卫生,避免生食牡蛎等贝类水产品等(凉拌蟹肉检测率约10%)。当出现群发呕吐、腹泻等胃肠疾病症状的患者时,应尽早报告并隔离患者。一旦发生流行,应及时发放感控指南与规范,充分隔离患者。接触患者可能污物时,应戴好口罩、手套并及时消毒处理患者的吐泻物,及时正确卫生洗手,随时对可能污染的物体表面进行清洁和必要的消毒。加强公共场所的环境卫生和消毒,特别是医院特体表面的消毒,如听诊器、床桌、尿(便)盆、饮水机、门把手、水龙头、台面、病历夹等。公共水池的消毒也非常重要。物表消毒可用500mg/L有效氯,便池、吐泻物的浸泡应采用500mg/L有效氯。注意老年危重患者的救治,医护人员患病应脱离岗位,限制流行区域的人流量。

三、腺病毒

许多国家和地区报道了肠道腺病毒感染的情况,以地方性流行为主,暴发流行少见。Brandt用电镜和细胞培养法证实在900名小儿腹泻住院患儿中,肠道腺病毒感染者占5.1%。

【预防措施】无有效治疗措施,关键是预防。注意个人卫生,避免接触病人排泄物和分泌物。采取预防粪-口传播疾病的卫生措施(可参照杯状病毒的预防措施)。必要时戴口罩防止经呼吸道飞沫传播。

【患者、接触者及环境控制】

1. 隔离:限制与活动期病例的接触,例如感染儿童不应去上学。

2. 随时消毒:对病人的排出物、被污染物品随时消毒;实施终末清洁措施。

3. 不需要检疫。

4. 不需要接触者免疫。

5. 接触者和传染源调查:查找其他病例,以确定是否源自同一传染源。

6. 特异性治疗:无。

【发生流行时的控制措施】
1. 调集足够的设备用于病例的诊断和对症治疗。
2. 改善卫生条件,有可能时限制人群聚集。

四、星状病毒

既能引起散发又能引起暴发的急性胃肠炎病毒,是引起婴幼儿、老年人、免疫功能低下或缺陷者腹泻及医源性腹泻的病因之一。感染可能存在一定的季节性特征,一般温带地区流行季节为冬季,热带地区流行季节为雨季。采取预防粪-口传播疾病的卫生措施,患者、接触者及环境控制可参照杯状病毒预防。

五、冠状病毒

冠状病毒可导致上呼吸道感染和肠道感染。侵犯呼吸道的冠状病毒是通过呼吸道飞沫传播,侵犯肠道的冠状病毒是经口传播。该病毒还可以感染犬、猫、猪、兔、仓鼠、豚鼠等。此外,有冠状病毒与轮状病毒混合感染的情况存在,可能会造成腹泻加重或病程延长。在治疗时需加以注意,预防方面与单一种类病毒感染措施无大的差别。采取预防粪-口传播疾病的卫生措施,患者、接触者及环境控制可参照杯状病毒预防。

六、肠道病毒

小圆病毒引起的腹泻可暴发流行,以水型、食物型或接触过程中经粪-口途径传播。据美国一所儿童医院为期2年的前瞻性研究显示,在14%的腹泻儿童中,主要是在5个月以下的婴儿中观察到若干不同的小圆病毒。防控方法可参照杯状病毒预防。

参考文献

[1] Heymann DL. Control of communicable diseases manual. 18th ed[J]. Washington DC: American Public Health Association,2004

[2] Borchardt MA, Haas NL, Hunt RJ. Vulnerability of drinking-water wells in La Crosse, Wisconsin, to enteric-virus contamination from surface water contributions[J]. Appl Environ Microbiol,2004,70(10):5937-5946

[3] Zhang LJ, Wang XJ, Bai JM, et al. An outbreak of hepatitis A in recently vaccinated students from ice snacks made from contaminated well water[J]. Epidemiol Infect,2009,137(3):428-433

[4]刘运得,楼永良. 微生物学检验. 第2版[M]. 北京:人民卫生出版社,2006

[5] Morteza A, Mark L, Charles G. Occurrence of viruses in US ground waters[J]. J American Water Works Association,

2003,95(9):107-120

[6] 任敏,李莉. 病毒性腹泻研究概况[J]. 中国预防医学杂志, 2009,36(1):152-154

[7] The Associated Press. F. D. A. approves vaccine for children diarrhea[J]. The New York Time; Aug. 31,1998

[8] Rotavirus Vaccine for the Prevention of Rotavirus Gastroenter It Is Among Children. Recommendations of the Advisory Committee on Immunization Practices (ACIP) [J]. MMWR Recomm. Rep 1999; 48 (RR22):12201

[9] 周旭. LLR轮状病毒口服活疫苗的现状和未来[C]. 第二届国际轮状病毒疫苗研讨会,2005,87-971

[10] 叶新华,金玉. 轮状病毒腹泻的社会负担及疫苗的研究进展[J]. 国际病毒学杂志,2006,13(4):108-112

[11] 张艳,魏海涛,陈元鼎. 轮状病毒疫苗的研究进展[J]. 中国生物制品学杂志,2007,7,23(7)786-789

[12] 李东. 轮状病毒疫苗的研究状况[J]. 中国生物制品学杂志,2007,11,20(11)863-865

[13] 王大鹏,吴清平,寇晓霞. 诺瓦克病毒研究进展[J]. 微生物学报,2007,10,47(5):942-946

[14] 谢华萍. 人类杯状病毒的流行病学研究进展[J]. 国外医学病毒学分册,2000,7(6):161-164

[15] 徐潜. 医院诺如病毒胃肠炎的流行与控制[J]. 中国医学科学院学报,2008,30(5):614-617

[16] 谭冬梅,邓丽丽. 人星状病毒的研究进展[J]. 应用预防医学,2009,8,15(4)

[17] 吴立梦. 人星状病毒检测研究进展[J]. 检验医学,2011,

3,26(3)210-213

[18] 洪涛,王大燕.胃肠炎病毒的研究进展[J].传染病信息,2006,19(1)10-11

[19] 金玉,张春芳.星状病毒感染的研究进展[J].国外医学儿科学分册,2002,1,29(1)21-23

(蒋希宏 高 飞)

第七章 病毒性腹泻知识问答

1. 怎样才算是正常婴幼儿大便?

婴幼儿的正常大便,随着喂养方式不同,大便的性状、次数也不同。一般母乳喂养儿每日排便2~3次,大便为黄色或者金黄色,稠密度均匀,有时混有奶瓣,有时略带绿色,但无臭味。母乳喂养儿很少患腹泻。

人工喂养儿每日排便1~2次或隔日1次。大便为淡黄色或黄白色,质地干稠,因牛乳蛋白含量较多,其分解产物多,大便臭味较重。如果牛奶加糖较多,大便可变软,有时有泡沫,次数也可增多。

混合喂养儿大便呈暗褐色,粪便量多,臭味重,质地较软。有些婴幼儿平时大便次数较多,每日排便可达5~6次。但大便性状正常。

2. 什么叫做婴幼儿腹泻?

婴幼儿腹泻是指不同原因引起以腹泻为主的胃肠道功能紊乱综合征。该病是婴幼儿期常见病。发病年龄多在2岁以内,1岁内者占半数。过去曾称之为消化不良、急性胃肠炎、婴幼儿腹泻及小儿肠炎。

1982年全国小儿腹泻协作会议将腹泻分为感染性腹泻及非感染性腹泻两大类。除细菌性痢疾、阿米巴痢疾、霍乱、鼠伤寒原有固定诊断名称继续沿用外,其他感染及非感染因素引起的腹泻,均称为小儿肠炎。对病原明确者可加以说明。

3. 婴幼儿腹泻分几类?

(1)肠道内感染

1)病毒性:轮状病毒、诺沃克病毒、埃可病毒、柯萨奇病毒、腺病毒、冠状病毒及巨细胞包含体病毒等。

2)细菌性:①大肠杆菌,如致病性大肠杆菌、产毒性大肠杆菌、假袭性大肠杆菌、出血性大肠杆菌;②胎儿弯曲菌空肠亚种;③耶尔森菌,如小肠结肠炎耶尔森菌、假结核病耶尔森菌;④其他细菌,如痢疾杆菌、鼠伤寒杆菌、变形杆菌、绿脓杆菌、枸橼酸杆菌、克雷白杆菌、金黄色葡萄球菌等。

3)寄生虫性:肠梨形鞭毛虫、溶组织阿米巴、蛲虫、结肠小袋虫、钩虫等。

4)真菌性:白色念珠菌等。

(2)肠道外感染菌:患中耳炎、上呼吸道感染、肺炎、肾盂肾炎、皮肤感染、败血症、急性传染病时可伴有腹泻。由于发热及病原体毒素作用使消化功能紊乱所致,有时感染肠道外的病原体同时感染了肠道(主要是病毒)。

(3)非感染性腹泻:喂养、护理不当、气候骤变,对奶类、食物过敏及药物副作用均可导致腹泻。

4. 为什么婴幼儿易腹泻?

(1)婴幼儿时期生长发育较快,新陈代谢旺盛,需要的热量及营养物质相对较多,但消化系统发育不够成熟,消化液分泌较少,胃酸浓度较低,消化酶活性较差,尤其是脂肪酶及淀粉酶活性较低,所以胃肠道负担过重,经常处于紧张状态。特别是早产儿及营养不良儿很容易发生消化功能紊乱,再加上护理不周、喂养不当,很容易发生腹泻。

(2)婴幼儿集体防御机能较差:①婴幼儿胃酸度较低,而且胃排空较快,对进入胃内的细菌杀灭能力减弱。②血液中免疫球蛋白(主要是 IgM、IgA)和胃肠道分泌型 IgA 均较低。③正常胃肠道菌群对入侵致病微生物有抵抗作用,新生儿出生后尚未建立正常肠道菌群时,或由于使用抗生素等引起菌群失调时,均容易发生腹泻。④母乳中含有大量的体液因子(分泌型 IgA、乳铁蛋白)和巨噬细胞、粒细胞等有很强的抗肠道感染作用。兽乳中虽含有上述成分,但加热后均被破坏,其他食品均不含有。人工喂养者食物及食具容易被污染,故人工喂养儿腹泻发生率明显高于母乳喂养儿。

5. 如何喂养腹泻婴幼儿?

对于腹泻婴幼儿,除药物治疗外,饮食疗法很重要。轻型腹泻停止喂哺不易消化和脂肪类食物即可。

腹泻对蛋白质的消化、吸收影响不大。吐泻严重者应暂禁食。但频繁呕吐者除外,一般不必禁水。禁食的目的是使肠道负荷降低,大便排泄量减少。禁食时间不宜过长,一般不超过6~8小时,吐泻好转后逐渐恢复饮食。

轻型腹泻婴儿,母乳喂养者可缩短哺乳时间;人工喂养者可减少每次哺乳量,或者减少每日哺乳次数。因全脂牛奶不容易消化,可改为脱脂牛奶、酸牛奶或者稀释牛奶,如2∶1牛奶(2份水加1份牛奶),牛奶所占比例越小越容易消化。已添加辅食的暂停喂食不易消化的食物及脂肪类食物。重型腹泻者,应暂禁食,时间不易过长,一般不超过6~8小时,禁食过后,逐渐恢复饮食。母乳喂养者,仍哺母乳,哺乳时间逐渐延长,暂停辅食。

6. 如何护理腹泻婴幼儿?

对感染腹泻应注意消毒隔离。室内空气要流通,用具、尿布要消毒、日光曝晒。注意呕吐、排便和排尿的情况。按时喂水或口服补液盐溶液,掌握补液速度。加强眼部护理,防止呕吐物误吸。勤翻身,预防继发肺炎。勤换尿布,大便后冲洗臀部,以防止泌尿道感染和尿布疹及臀部感染。

7. 什么是病毒性腹泻?

病毒性腹泻,又称病毒性胃肠炎,是一组由多种病毒引起的急性肠道传染病。起病较急,开始可伴有咳嗽、流涕、流泪等上呼吸道感染症状。主要临床特征为恶心、呕吐、腹痛、腹泻、排水样便或稀便等,可伴发热及全身不适等症状,严重者出现脱水症状,病程较短,病死率低。抗菌类药物对此类疾病无效。属于自限性疾病。

8. 常见的病毒性腹泻疾病有哪些?

常见的病毒性腹泻主要病原包括轮状病毒、诺如病毒、札如病毒、肠道腺病毒、星状病毒、冠状病毒、柯萨奇病毒等,亦可引起胃肠炎。其中,在我国轮状病毒和诺如病毒最为常见。

9. 病毒性腹泻容易和哪些疾病混淆?

此类疾病容易和细菌性腹泻混淆,二者从症状上没有明显的区别,需要经过对病原体的检验加以区分。病毒性腹泻多发于秋季,可经消化道和呼吸道感染,一般采用抗病毒方法治疗;细菌性腹泻多发于夏季,多为接触被污染的器皿和食用被污染的食物感染,一般采用抗菌方法治疗。

10. 现阶段病毒性腹泻的主要预防措施包括哪些?

(1)及早发现和隔离病人。

(2)对病人排泄物(粪便、呕吐物)及其污染的衣被、玩具、餐具、地板等应消毒处理。

(3)重视水源及食物卫生。

(4)婴儿室应有严格的消毒隔离制度。

11. 什么是轮状病毒？

轮状病毒是引起婴幼儿腹泻的主要病原体之一，于1973年最早由Bishop用电镜从澳大利亚腹泻儿童肠活检上皮细胞内发现，形如车轮状，故命名为轮状病毒。其主要感染小肠上皮细胞，造成细胞损伤，引起腹泻，在我国每年夏、秋、冬季流行。临床表现以急性胃肠炎症状为主，包括发烧、呕吐、腹痛以及无血色水样便腹泻，严重者可出现脱水症状。

目前，轮状病毒分为7组，即A、B、C、D、E、F、G组。A、B、C三组能引起人畜共患的腹泻，其他各组主要引起动物腹泻。A组轮状病毒主要引起婴幼儿腹泻，发病高峰在秋、冬季节，故名"婴儿秋、冬季腹泻或秋季腹泻"，是引起婴幼儿重症腹泻的主要病原。B组轮状病毒主要引起成人腹泻，又名"成人轮状病毒"。C组轮状病毒主要引起散发性的婴幼儿腹泻。

12. 目前轮状病毒的流行有哪些特点？

轮状病毒胃肠炎是一种全球性疾病。估计全世界40%～50%的小儿腹泻是由轮状病毒引起的，我国小儿腹泻近一半（45.2%）也是由轮状病毒所致。几乎每个人都感染过轮状病毒。发病有明显的季节性，发病高峰在秋、冬寒冷季节（12月至次年2月），但热带地区季节性不明显。轮状病毒成人腹泻可在一年四季发生，但流行和暴发在我国多发生于4～7月。据估计，全世界每年因轮状病毒感染导致约1.25亿名婴幼儿腹泻和 90 万名婴幼儿死亡,其中大多数发生在发展中国家。如在越南每年因轮状病毒导致儿童死亡人数为 2700~5400 人,而在美国每年因轮状病毒导致儿童死亡人数为 20~40 人,并由此给全球带来巨大的疾病负担。

13. 人感染轮状病毒后一般多长时间发病呢?

从感染到出现症状(即潜伏期),通常需要 2~3 天。

14. 轮状病毒腹泻的临床特征是什么?

轮状病毒感染后多数无症状,有症状者常为 5 岁以下儿童。最常见的早期症状为发热、呕吐和腹泻,多数患儿在病初即可有呕吐,常先于腹泻;大便次数增多,每日多在 10 次以内,亦可达数十次,量多,黄色或淡黄色,水样或蛋花汤样,无腥臭味,粪便中钠与氯升高;少数可有呼吸道症状如咳嗽、流涕等。常出现脱水和酸中毒症状,据统计 40%~80% 的患儿有脱水,可伴代谢性酸中毒,较大肠杆菌感染、细菌性痢疾为甚。

成人可有轻度腹泻、稀便、乏力、腹痛和呕吐等症状,有时可伴发肠套叠、Reye 综合征、脑炎、流脑-尿毒症症候群或弥散性血管内凝血(DIC)或血清转氨酶升高。

15. 哪些是轮状病毒的主要传染源?

患者、隐性感染者和无症状带毒者是该病的主要传染源。患者在急性期的粪便中含有大量轮状病毒颗粒,症状消失后仍可持续排毒4~8天,极少数可长达18~42天。

16. 轮状病毒的主要传播途径有哪些?

轮状病毒具有很高的传染性,主要通过人传人、粪-口传播,亦可能通过水源污染或呼吸道传播(因轮状病毒在空气中可存活2~3天,而且从呼吸道分泌液中也可检出轮状病毒)。成人轮状病毒胃肠炎(流行性腹泻),常呈水型暴发流行。

17. 轮状病毒的易感人群有哪些?

A组轮状病毒主要感染6~24月龄儿童,6月龄以下较为少见。3岁以下的儿童中,90%以上曾受轮状病毒感染,几乎所有5岁以下的儿童至少感染过一次轮状病毒。B组轮状病毒对成人普遍易感,但主要在青壮年中造成感染和流行。

18. 轮状病毒性腹泻如何治疗?

目前尚无特效的抗病毒药物用于治疗此病。早期采用抗病毒治疗,相对缩短病程。治疗主要是给予支持和对症疗法,对于轻度或中度脱水且无严重呕吐者,可采用口服补液的方法进行纠正。重度脱水或有严重呕吐者可用静脉输液的方法纠正脱水和酸中毒。吐泻较重时用止吐剂和镇静剂。

19. 轮状病毒性腹泻的家庭治疗护理方法有哪些?

(1)防止脱水:轻、中度脱水可服用口服补液盐(ORS)补充水分和电解质。少量、多次的服用,总量可根据需要酌情调整。通常小于 2 岁的婴幼儿每次腹泻后服 50~100ml,每天约 500ml;2~10 岁的孩子,每次腹泻后服 100~200ml,每天约 1000ml。如果家里没有口服补液盐,也可以自己配置:在 500ml 温开水中,加入 10g 白糖(两平匙)和 1.75g 食盐(半啤酒瓶盖),或者在 500ml 米汤中加入 1.75g 食盐,做成口服补液盐。若服用口服补液盐后症状没有好转,出现精神委靡、发烧、频繁呕吐、水样大便,甚至便中带有脓血,应立即去医院就诊。

(2)饮食护理:如果宝宝有食欲,就应该继续喂养。母乳喂养的宝宝仍哺母乳,可将两次喂奶的间隔时间适当延长;人工喂养的宝宝,可将牛奶 1/2 稀释,有条件的话,最好吃腹泻专用奶粉(去乳糖的奶粉);已添加辅食的孩子可吃稀粥、面片、胡萝卜泥,之后粪便量增加也无妨,因为腹泻宝宝仍可吸收大部分的营养成分。

(3)药物治疗:①微生态调节制剂:目的在于恢复肠道正常菌群,重建肠道天然生物屏障保护作用。常用的有妈咪爱、金双歧、常乐康等。②肠黏膜保护制剂:吸附病原体,维持肠细胞正常吸收与分泌功能;与肠道黏液糖蛋白相互作用,增强其屏障作用,以阻止病原微生物的攻击。常用的有思密达、必奇等。

(4)皮肤护理:婴幼儿皮肤娇嫩,腹泻时排出的大便一般酸性较强,而且大便次数多。若不及时护理,腹泻几小时后就会出现不同程度的臀红,严重者可致臀部皮肤糜烂。因此,每次便后要用温水将肛周洗净,轻轻擦干皮肤,最好暴露臀部皮肤。也可在臀部适当涂一些对皮肤有保护作用且没有刺激性的鞣酸软膏等。

(5)预防交叉感染:秋季腹泻具有一定的传染性,护理宝宝的大人和宝宝都要勤洗手。宝宝用过的东西要及时洗涤并进行消毒处理,以免反复交叉感染。奶瓶、汤勺等食具在每次喂前喂后都应该用开水洗烫,最好每天煮沸消毒一次。

20. 轮状病毒腹泻可以治愈吗?

轮状病毒腹泻属于自限性疾病,病程3~8天,少数较长;极少见死亡现象,死亡多发生于症状出现3天内。

21. 如何预防轮状病毒性腹泻?

及早发现和隔离患者,对患者粪便应消毒处理,重视水源及食物卫生,餐具使用后要进行消毒,室内要注意通风换气,勤洗手,在流行高发季节(秋、冬季)应少带孩子去公共场所,尤其是防止在医院发生交叉感染,应提倡母乳喂养婴儿。

6~24月龄的婴幼儿可口服含有各型轮状病毒的减毒疫苗,刺激局部产生抗体,以达到预防感染的目的。口服减毒轮状病毒疫苗是现阶段最有效的预防方法。

22. 口服轮状病毒疫苗接种后多长时间能形成免疫保护？

接种口服轮状疫苗后2周左右可产生抗体，获得有效免疫保护。

23. 口服轮状病毒疫苗效果如何？

接种口服轮状病毒活疫苗安全有效，免疫效果显著，可明显降低轮状病毒感染性腹泻的发病率，对重症腹泻病例的保护率达90%以上。

24. 患过轮状病毒腹泻的儿童需要接种疫苗吗？

需要。轮状病毒存在很多型别，因此小儿患某型的轮状病毒腹泻后，还有可能再感染上其他型别的轮状病毒；同时，儿童自然感染轮状病毒后可产生一定保护作用，但保护水平很低，不能代替疫苗接种后的有效免疫保护。

25. 什么是诺如病毒？

诺如病毒，又称诺瓦克样病毒，是一组杯状病毒科的病毒。诺如病毒感染影响胃和肠道，引起胃肠炎或"胃肠流感"。诺如病毒于1968年在美国诺瓦克市被分离发现，由于该组病毒极易变异，此后在其他地区又相继发现并命名了多种类似病毒，统称为诺如病毒。

26. 诺如病毒的流行现状如何？

诺如病毒腹泻在全世界范围内均有流行,全年均可发生感染。感染对象主要是成人和学龄儿童,主要分布在学校、家庭、医院、军队、幼儿园、旅游区等,多在集体机构以暴发形式出现。寒冷季节呈现高发趋势。

诺如病毒腹泻流行地区极为广泛,20世纪七八十年代发生的非细菌性腹泻暴发中19%～42%系诺如病毒所致。在美国流行更加严重,1976—1981年美国成人非细菌性急性胃肠炎暴发流行中有42%是由诺如病毒引起的,1996年1月至1997年6月美国疾病预防控制中心收到的90起非细菌性胃肠炎暴发中,96%由诺如病毒引发。荷兰、英国、日本、澳大利亚等发达国家也都有类似结果。在发展中国家,诺如病毒感染性腹泻普遍存在,也常引起暴发流行。在我国5岁以下腹泻儿童中,诺如病毒检出率为15%左右,血清抗体水平调查表明,我国人群中诺如病毒的感染亦十分普遍。1995年,我国报道了首例诺如病毒感染,之后山西、北京、安徽、福州、武汉、广州等地区先后发生多起诺如病毒感染性腹泻暴发疫情。

27. 感染诺如病毒一般多久发病?

从感染到出现症状(即潜伏期)一般为摄入病毒后24～48小时,但暴露后12小时也可能出现症状。

28. 感染诺如病毒的主要症状是什么?

诺如病毒感染引起胃肠炎,发病突然,主要症状为恶心、呕吐、腹痛和腹泻,症状通常持续 1～2 天,普遍感到病情严重,每日可多次剧烈呕吐。儿童患者呕吐普遍,成人患者腹泻为多,24 小时内腹泻 4～8 次,粪便为稀水便或水样便,无黏液脓血,粪检白细胞阴性。原发感染患者的呕吐症状明显多于续发感染者,有些病人仅表现出呕吐症状,故在临床曾有冬季呕吐病诊断。此外,头痛、轻度发热、寒战和肌肉痛也是常见症状,严重者出现脱水。

29. 诺如病毒的主要传染源是什么?

诺如病毒感染的患者、隐性感染者及病毒携带者的粪便和呕吐物是主要传染源。

30. 诺如病毒如何传播?

主要传播途径是经粪-口传播,也可通过污染的水源、食物、物品、空气等传播。食用诺如病毒污染的食物或饮用诺如病毒污染的饮料、接触诺如病毒污染的物体或表面,然后手接触到口或者直接接触到感染者(如照顾患者,与患者同餐或使用相同的餐具),均可以造成病毒的传播。

由于病毒很小,食物和饮料很容易被诺如病毒污染,而且摄入不到 100 个病毒就能使人发病。因此,食物不但可以被污染的手、呕吐物或粪便污染的物体表面直接污染,而且可以通过附近呕吐物细小飞沫污染。尽管病毒在人体外很难繁殖,但是若存在食品或水中,就能引起疾病。生食贝类食物是导致诺如病毒急性胃肠炎暴发流行的常见原因。

31. 诺如病毒的易感人群有哪些？

感染人群主要包括成人和学龄儿童。

32. 如何治疗诺如病毒腹泻？

目前尚无特效的抗病毒药物，以对症或支持治疗为主，一般不需使用抗生素，预后良好。脱水是诺如病毒感染性腹泻的主要死因，对严重病例尤其是幼儿及体弱者应及时输液或口服补液，以纠正脱水、酸中毒及电解质紊乱。

33. 诺如病毒腹泻能治愈吗？

诺如病毒腹泻为自限性疾病，一般病程为2～3天，一般无需特殊治疗即可恢复，恢复后无后遗症。主要治疗措施是防止脱水。母乳喂养者应鼓励母亲继续用母乳哺喂患儿。较大儿童可选用米汤加盐液、酸奶等，并逐渐从流质过渡到普通饮食。药物治疗可采用干扰素、微生态制剂、思密达、维生素等，也可采用葛根芩连汤、黄连合剂、黄连素等具有抑制肠分泌作用的中药制剂。一般轻度脱水，可用口服补液盐治疗。对于严重脱水或剧烈呕吐者，应进行静脉补液。

34. 一个人能多次感染诺如病毒腹泻吗？

一个人一生中能多次感染诺如病毒。

35. 为什么目前没有诺如病毒疫苗？

诺如病毒遗传高度变异，在同一时期和同一社区内可能存在遗传特性不同的毒株流行。诺如病毒抗体没有显著的保护作用,尤其是没有长期免疫保护作用,极易造成反复感染。

36. 如何预防诺如病毒腹泻?

预防诺如病毒腹泻应该做到:及时发现和隔离患者;在流行期间尽量避免食用生鲜海产品;养成良好的饮食卫生习惯,各种食品都要经过加热煮熟后食用;注意饮水卫生,特别是不要喝生水;尽量避免在无牌、无证的小食店就餐;少参加大型集体活动。

37. 为什么诺如病毒感染对食品加工者很重要?

患诺如病毒性胃肠炎的食品加工者对其他人更危险,因为很多人食用他们加工的食物和饮料。因为病毒很小,患病的食品加工者很容易污染加工的食物。其他食用污染食物的人可能生病,引起暴发。

诺如病毒性胃肠炎暴发发生在饭店、游船、育儿室、医院、学校、宴会厅、夏令营和家庭聚餐,即那些食用由他人加工水、食物的地方。据估计半数与食物相关的疾病暴发由诺如病毒引起。

38. 札如病毒腹泻有哪些特点?

札如病毒主要表现为不同程度的腹泻,部分患者还有腹痛、呕吐、发热等,严重者可导致脱水,需要住院,类似于轮状病毒腹泻。札如病毒主要感染5岁以下儿童,病程虽短但排毒时间长,2~3周后仍然可检测出病毒。

39. 肠道腺病毒腹泻病原体是什么?

腺病毒能引起人类多种疾病,目前已证实其为小儿腹泻的主要病原。腺病毒为无外壳包裹的DNA,基因组颗粒,共分6个亚属和41个血清型。其中,腺病毒40、41两亚型可从肠道细胞及粪便中分离,故称其为肠道腺病毒,其引起腹泻称为肠道腺病毒腹泻。

40. 肠道腺病毒腹泻流行病学有哪些特点?

世界各地均有报道,多以区域性流行为主,也可引起婴幼儿腹泻暴发流行。全年均可发病,一般高峰在7月,主要发生在5岁以下儿童,其中85%以上发生在3岁以下婴幼儿。肠道腺病毒能在哺乳动物胃肠道中复制,并可在污水和灰尘中存活,主要经粪-口途径传播。

41. 肠道腺病毒腹泻有哪些临床表现?

潜伏期一般为10天左右,主要症状为腹泻,一般持续4~8天,大便呈水样便或稀便,无脓性及臭味。20%患者大便中有肠黏膜。大多数有呕吐,持续1~3天,少数体温升高。20%患者有呼吸道症状。一般症状较轻,预后较好,但严重者可因脱水而死亡。

42. 如何治疗肠道腺病毒腹泻?

其治疗方法与治疗其他病毒腹泻大致相同,主要是预防和纠正脱水,维持营养及合理用药。

(1)预防及纠正脱水,轻、中度脱水可口服补液;对重度脱水,可行液体疗法。

(2)营养维持,保证能量供应,母乳患儿继续母乳喂养，人工喂养的患儿应从少到多，从稀到稠，逐渐到正常饮食。

（3）合理用药，抗生素无效，用干扰素、微生态制剂、思密达、中药等均可缩短病程。

43. 星状病毒腹泻有什么不同点？

因为该病毒电镜下呈五或六角星状而命名，是幼儿胃肠炎主要病原之一。该病毒与学校、儿科病房、托儿所内的轻度胃肠炎暴发有关，其致病性不强，但也可在成人中传播。流行季节以冬季为高峰。

44. 星状病毒腹泻有哪些临床表现？

星状病毒感染的临床表现与轮状病毒相似，经过1~3天的潜伏期后即出现症状。主要表现为较轻微的胃肠炎症状，腹泻每日3~10次不等，呈稀水样便或蛋花水样便，无脓血，可伴有呕吐、发热等症状，整个病程持续3~7天，最长的可达2~3个月。

45. 如何治疗星状病毒腹泻？

星状病毒感染引起的胃肠炎一般表现为症状轻微且呈自限性，故通常不需要特殊治疗，对症支持治疗即可。对于出现脱水症状的儿童或老年人，可采用口服或经脉注射的方式补液。合并轮状病毒等感染或症状较重者，需采取补液、支持等综合治疗法以及生物制剂如双歧杆菌、乳酸杆菌等有效。免疫力低下或者免疫功能缺陷者还可酌情使用免疫球蛋白治疗，同时要积极治疗引起免疫力降低的原发病。

46. 冠状病毒腹泻病原体是什么？

1975年在腹泻患者粪便中发现有类似呼吸道冠状病毒颗粒,两者形态、大小基本相同,但两者理化性质、血凝活性等均不同,故认为是一种新的病毒,称其为肠道冠状病毒。

47. 冠状病毒腹泻有哪些流行特点？

该病在世界各地分布很广。近年来,我国吉林、江苏等省也发现该病流行,发病高峰在秋季和冬季,与轮状病毒流行高峰季节相似,也有人报道在3～5月和9～11月流行。该病一般为粪-口及人-人接触传播,医院保育员、护士发病率很高,有家庭聚集性,在亲属、邻居和母婴中传播。

48. 冠状病毒腹泻有哪些症状？

潜伏期24小时至10天,主要表现为呕吐、发热、腹泻,为水样便,也有绿便和黏液便,有时可见血丝,每小时排便3～10次。排毒时间一般为1周,有时长达6个月。病程短者2天,长者60天,一般持续7～15天,病后恢复快,一般无并发症,但有少数新生儿可引起坏死性肠炎。

49. 冠状病毒腹泻如何与其他病毒腹泻区别？

根据临床表现及实验室检查,一般可做出临床诊断,但应与以下病毒腹泻相鉴别。

(1)轮状病毒腹泻:发病季节与其相似,但冠状病毒腹泻患者大便中肉眼可见隐藏的血丝,周围血白细胞总数及中性粒细胞增多,电镜等病原学检查可作出鉴别。

(2)诺如病毒腹泻:多见于成人和较大儿童,常见暴发流行,可出现发热、呕吐、水样泻,但无红细胞、白细胞。

(3)肠道腺病毒腹泻:以区域性流行为主,全年均可发病,多见于5岁以下儿童。大便呈水样,可有肠黏膜,但无红细胞、白细胞。

50. 如何治疗冠状病毒腹泻?

主要靠液体疗法及合理喂养,不用抗生素。

(1)一般治疗:供给足够热量和液体,补充维生素。

(2)纠正脱水:轻、中度脱水可口服补液,重度脱水需静脉补液。

(3)药物治疗:无特效药。干扰素、微生态制剂、维生素、思密达、中药等均可应用。

51. 什么是柯萨奇病毒腹泻?

柯萨奇病毒属于肠道病毒,共分为 A、B 两组,A 组 24 型,B 组 6 型,其中 A9、A17、A18、A20 型及 B2、B3 型可引起婴儿腹泻。

52. 柯萨奇病毒腹泻有哪些流行特点?

多见于夏、秋季,热带和亚热带地区全年均可发病。小儿发病率较高,传染性强,容易引起家庭内或集体机构内的传播,甚至遍及整个机构和家庭,人类是惟一宿主,主要通过粪-口与人-人直接接触传播,也可以通过水、食物、苍蝇等间接传播。由于从粪便中排毒时间长,所以粪便污染是感染的主要来源。感染后人体有较持久的免疫力,抗体可由母体传至胎儿。

53. 柯萨奇病毒腹泻有哪些临床表现?

临床表现一般较轻,主要特点为起病急,常伴有上呼吸道感染、发热、呕吐、起病当日即有腹泻。大便呈现水样、乳汤样或蛋花汤样,有少量黏液,无腥臭味,大便培养阴性。

54. 柯萨奇病毒腹泻化验有什么变化?

(1)血象:周围血白细胞总数及分类一般不高。

(2)大便:可见脂肪滴及少许白细胞,大便培养阴性。

(3)血清学检查:可用中和试验等。

(4)病毒培养与分离:技术要求高,不易推广。

(5)酶联免疫吸附试验:快速准确,特异性及敏感性均较好,便于临床应用。

55. 埃可病毒腹泻有哪些特点?

埃可病毒与柯萨奇病毒均属于肠道病毒,其临床表现两者相似。两者除引起腹泻外,均可引起呼吸道症状,重者可引起无菌性脑膜炎及某些瘫痪性疾病,也可危及生命。其临床表现、流行病学特征与柯萨奇病毒腹泻基本相同,可做病毒培养及血清学检查加以区别。

参考文献

[1] 陶艳. 秋季腹泻重在护理[J]. 家庭医学,2007,19:16

[2] 曾玫. 轮状病毒腹泻的预防[J]. 国外医学流行病学传染病学分册,2000,27(1):26-29

[3] 张占卿,巫善明. 轮状病毒性胃肠炎[J]. 世界感染杂志,2007,21(3):221-227

[4] 叶新华,金玉,方肇寅,等. 兰州地区 2004—2005 年度婴幼儿病毒性腹泻的病原学研究[J]. 中华流行病学杂志,2006,27:117-122

[5] 戴迎春,李志峰. 人类杯状病毒的研究进展[J]. 国外医学病毒学分册,2003,10(4):128-130

[6] 马秋云. 新编传染病预防控制与应急处置[M]. 天津:天津科学技术出版社,2009:378-382

[7] 李民. 婴幼儿腹泻防治指南[M]. 北京:气象出版社,2002:23-24,141-276

(高 飞 李学军)

附录一

轮状病毒疫苗的研究概况

一、开发疫苗的策略和目标

人轮状病毒初次感染可在出生后自然发生。新生儿的轮状病毒感染可降低以后感染的严重程度,其获得的保护性免疫可经以后的轮状病毒感染而加强,有过2次轮状病毒感染的儿童几乎不会再发生严重的腹泻,提示重复暴露对于获得持久性保护是必要的。

为了与天然感染途径保持一致,目前研制的人轮状病毒疫苗均为口服减毒活疫苗。减毒活疫苗毒力较弱,多次免疫后可刺激免疫系统并诱导产生明显的保护作用,而不引起重症腹泻。目前研制减毒活疫苗的方法为,将对人天然减毒的动物源性轮状病毒进行组织传代后制备减毒活疫苗或对新生儿无症状感染的人轮状病毒制备减毒活疫苗。

研制疫苗的目标是,预防轮状病毒引起的中、重度疾病,降低轮状病毒所致腹泻的死亡率,减少和控制轮状病毒所致腹泻的流行。轮状病毒疫苗的作用在发达国家主要是降低发病率,在发展中国家主要是防止轮状病毒所致死亡,因此发展中国家更需要疫苗。

二、疫苗发展

1. 单价疫苗

人和动物轮状病毒的 VP6 具有相同的抗原性,动物毒株比人轮状病毒毒株易于在组织培养中生长且对人天然减毒,省去了体外减毒的步骤,因此动物轮状病毒株被用来研制减毒活疫苗。这种用动物病毒株预防人类疾病的方法称为"琴纳法"。口服减毒活疫苗可以有效地诱导局部黏膜免疫,产生抗体和细胞介导的免疫反应,而且免疫持续的时间比灭活疫苗更长,因而成为首选疫苗。

(1)1982 年,第一个口服轮状病毒活疫苗 G6 型 RIT24237 株由比利时 Smith-Nine2RIT 所制备,但由于流行株间血清型的不同而不能得到异型保护,因此该疫苗停止了发展。

(2)恒河猴轮状病毒疫苗(MMV-18006)由美国国立卫生研究院 Kapikian 等研制,该疫苗具有高度免疫原性,估计接种剂量小,成本低廉,但注射疫苗后出现较强烈的疫苗反应,病毒排出率均高于 RIT,保护性不稳定。

(3)Wister2Meneux 牛株疫苗(WC3)由美国费城 Wister 研究所和法国 Meneux 研究所联合研制,此疫苗经过4次临床试验。试验中，95%受试者产生抗WC3中和抗体且未发现副作用。由于单价疫苗保护率较低以及免疫效果不稳定等因素，使得第一代疫苗均未能推广应用。

2. 多价重配疫苗

轮状病毒 RNA 在自然或试验条件下具有基因重组的特性，人们利用该特性并且运用基因重组技术构建了单基因替换重组体，使之既能诱生对人轮状病毒亲本株的免疫力又能保留动物 RV 亲本株减毒特性以及在体外高滴度生长的能力。这个时期疫苗的代表是四价恒河猴人重配轮状病毒疫苗（Rotashield）该疫苗是经猴轮状病毒为亲本病毒，通过基因重配研制的四价重配轮状病毒疫苗，由一个 G3 型恒河猴轮状病毒与另三个含 G1、G2、G4、型 VP7 基因的恒河猴2人重配轮状病毒株组成，于1998年8月31日获美国 FDA 正式批准上市。但在1999年6月，美国疾病预防控制中心（CDC）国家免疫规划的疫苗副反应报告系统鉴定出15例肠套叠。在进一步证实两者关系前，疫苗被停止使用。

在这一时期疫苗中值得一提的还有3种疫苗：

（1）羊轮状病毒：LL-85 的弱毒株是我国独有的相当理想的受体株，它是由我国兰州生物制品研究所研制，已于2000年批准使用。浙江省疾病预防控制中心曾对它进行过小范围的应用，认为该疫苗安全性良好,可以推广使用。但是该疫苗缺乏大规模的临床试验数据,是否引起肠道并发症尚未得知。

(2)Rotarix:由葛兰素史克公司开发,于 2005 年 1 月在墨西哥首次上市,国际多中心对其进行大规模的研究后,结果显示 Rotarix 可有效预防严重轮状病毒胃肠炎,减少其引起的住院率,而且安全性好,不增加肠套叠危险性。

(3)RotaTeq:由默克公司开发,于 2006 年 2 月获美国 FDA 批准在美国首次上市,成为目前美国市场上惟一的轮状病毒疫苗。经大规模国际多中心随机双盲安慰剂对照临床研究(REST 研究)后发现 RotaTeq 可有效预防 G1~G4 血清型轮状病毒胃肠炎,减少其引起的住院率和急诊率;其对 G9 型轮状病毒胃肠炎也有效,而且安全性好,不增加肠套叠危险。目前正在进行试验的口服减毒活疫苗统计见表 1。

表 1 正在进行试验的口服减毒活疫苗

商品名	公司	疫苗组成	研制情况
Rotashield	WyethA yerst(美国)	RRV-TV 四价人-猴重配株	美国 1998 年批准,1999 年停用
LLR	兰州生物制品所	单价羊株 PG10	中国 2000 年批准
Rotateq	Merck(美国)	WC-3 多价人-牛重配株	Ⅲ期

续表

商品名	公司	疫苗组成	研制情况
Rotarix	GlaxoSmith Kline（比利时）	单价人株 PG 1	Ⅲ期
UK-reassortant vaccine	WyethA yerst/NIH（美国）	UK 多价人-牛重配株	Ⅱ期
RV3	Melbourne 大学（澳）	新生儿株 PG-3	Ⅱ期
116E	Bharat Biotech（印度）	新生儿株 PG-9	Ⅰ期
1132	Bharat Biotech（印度）	新生儿株 PG-10	Ⅰ期

3. 亚单位疫苗

VP4、VP6 和 VP7 是轮状病毒主要的抗原蛋白。在重组表达系统中（如在重组杆状病毒系统中）单独表达和（或）共同表达时，所表达的抗原蛋白可形成病毒样颗粒（VLP）。轮状病毒 LP 是经轮状病毒重组表达后的结构蛋白，可自我组装成病毒颗粒状物质，从形态上无法与病毒粒子区分。轮状病毒 LP 单独使用或作为候选疫苗的一部分均具有免疫原性。20 世纪 80 年代开始了轮状病毒的合成肽疫苗的探索，Streckert 等合成了轮状病毒参考株 SA11 外壳蛋白 VP7 上的一段氨基酸序列 SAAFYY 轮状病毒，并用来免疫小鼠，结果获得了较好的免疫保护作用。这一发现无疑为轮状病毒疫苗的研制开辟了一条新思路,并在以后的轮状病毒结构蛋白和非结构蛋白疫苗研究中得到应用,如 VP4、VP6、VP7、NSP4 等,尤其以 VP4 合成肽疫苗的进展最为引人注目。但亚单位疫苗最大的缺点是此类疫苗属于外部抗原,起不到内生性抗原的免疫效果;其次,这种高度纯化的疫苗免疫原性较弱,不能有效地刺激机体产生抗体和免疫应答,而预防轮状病毒感染恰恰需要肠道的局部免疫。

4. 基因疫苗(DNA 疫苗)

DNA 疫苗是将编码的特异性抗原多肽或蛋白的基因与具有表达调控元件的质粒 DNA,直接导入动物组织,诱导动物免疫系统产生针对抗原蛋白的免疫应答,以达到预防和治疗的作用,这种免疫制剂称为 DNA 疫苗。

DNA 疫苗与传统的蛋白质疫苗相比,优点在于注入的 DNA 是在细胞内表达,既可通过表达产物激发免疫应答,产生体液免疫,又可诱导细胞免疫,调动整个免疫系统。这种免疫原不会出现病毒疫苗具有的毒性、不稳定、返祖等问题。因此,从理论上看,DNA 疫苗既有重组亚单位疫苗的安全性,又有减毒活疫苗的有效性。小鼠试验已表明,编码 VP6、VP4 或 VP7 的 DNA 疫苗能够刺激产生强的血清抗体,当血清抗体转称或渗出到肠腔,就会产生抗轮状病毒保护作用,但该疫苗尚处于动物模型中,未到临床观察阶段,而且研究也处于起步阶段,与实用的疫苗尚有不小的距离。

5. 转基因植物口服疫苗

利用转基因植物生产重组蛋白,由于细胞容易培养并保留了重组蛋白的天然免疫原性,而且转化植株的种子易于储存,因而安全、价廉、便于大量生产等优点使转基因植物生产基因工程疫苗成为当前一大热点,并为"生物制药"提供了可能性。目前人们已建立了烟草、马铃薯、番茄、香蕉等转植物基因表达系统,并成功地获得了乙型肝炎表面抗原(HBsAg)、链球菌属突变株表面蛋白(spaA)等十几种疫苗。这种由植物制备的"可食用疫苗"为轮状病毒疫苗的研究和发展开拓了更广阔的前景。

三、前景与展望

疫苗研制的最佳构想应该包括安全、有效、多价、低成本及保存使用方便等,但迄今还没有一种人用疫苗能达到上述目标。近几年虽然对轮状病毒的研究逐步深入,但是轮状病毒的发病机制及感染后机体的免疫过程尚未完全阐明,新流行毒株的出现,不同血清型之间缺乏有效的交叉保护作用,尚无可靠的预测疫苗保护力的血清学免疫指标等,这些问题的存在均对疫苗的研制者提出了挑战。疫苗的价格对发展中国家也是一个不容忽视的问题,发展新一代更高效、安全、廉价、肠道外接种的疫苗是将来的研究发展方向。

参考文献

[1]李肖锋. 口服轮状病毒减毒活疫苗 Rotarix 的现状及研究进展[J]. 中国生物制品学杂志,2011,24(4):491-493

[2]宋玲玲,王延东,王洪梅,等. 轮状病毒疫苗的研究进展[J]. 家畜生态学报,2011,32(1):98-101

附录二

口服轮状病毒活疫苗说明书

【药品名称】
通用名:口服轮状病毒活疫苗
商品名称:罗特威
英文名:Rotavirus (live) Vaccine, Oral

【组成和性状】 本品系采用轮状病毒弱毒株接种新生小牛肾细胞,经培育、收获病毒液后并加适宜的保护剂制成。为粉红色液体。

主要成分:轮状病毒活病毒。

辅料:乳糖、蔗糖。

【接种对象】 该疫苗主要用于2个月至3岁婴幼儿。

【作用和用途】 本品免疫接种后,可刺激机体对A群轮状病毒产生免疫力,用于预防婴幼儿A群轮状病毒引起的腹泻。

【规格】 本品规格为每瓶剂量3ml,每1次人使用剂量为3ml,每毫升疫苗所含活病毒量应不低于5.51gPFU/ml或1gCCID$_{50}$。

【免疫程序和剂量】 开启瓶盖,用吸管吸取该疫苗,直接喂于婴幼儿。用量为每人一次口服3ml。每年应服1次。

【不良反应】常见不良反应：

(1)一过性轻度呕吐、腹泻,多数情况下于2~3天内自动消失。

(2)在口服疫苗后1~2周内,可能出现一过性发热反应。其中大多数发热反应为轻度发热反应,一般喝醋1~2天后可自行缓解,不需处理,必要时适当休息,多喝水,注意保暖,防止继发感染;对于中度发热反应或发热时间超过48小时者,可采用物理方法或药物对症处理。

罕见不良反应：

(1)重度发热反应:应采用物理方法及对症处理,以防止高热惊厥。

(2)持续呕吐、腹泻超过3天及腹泻次数超过5天以上。

极罕见不良反应：

(1)**过敏性皮疹**:一般接种疫苗后72小时内可能出现皮疹,应及时抢救,给予抗过敏治疗。

(2)**过敏性休克**:一般接种疫苗后1小时内发生,应及时注射肾上腺素等抢救措施进行治疗。

(3)**过敏性紫癜**:出现过敏性紫癜反应时及时就诊,应用皮质固醇类药物给予抗过敏治疗。治疗不当或不及时有可能并发紫癜性肾炎。

【禁忌】

(1)已知对该疫苗的任何组分,包括辅料和硫酸庆大霉素过敏者。

(2)患急性疾病、严重慢性疾病、慢性疾病的急性发作期和发热者。

(3)免疫缺陷、免疫功能低下或正在接受免疫抑制治疗者。

【注意事项】

(1)该疫苗为口服疫苗,严禁注射。

(2)以下情况慎用:家庭和个人有惊厥史者、慢性疾病、过敏体质者。

(3)小瓶有裂纹、标签不清或失效者、疫苗出现混浊等外观异常者均不得使用。

(4)应备有肾上腺素等药物,以备偶而发生严重过敏反应时急救用,服用后应在现场至少观察30分钟。

(5)注射免疫球蛋白者应至少间隔3个月以上服用该疫苗,以免影响免疫效果。

(6)急慢性胃肠道疾病患者应暂缓接种。

(7)本品为弱毒活疫苗,不推荐在该疾病流行季节使用。

(8)本品与其他活疫苗的使用间隔至少1个月。

【贮藏】于2~8℃避光保存和运输。

【包装】中性硼硅玻璃管制注射剂瓶,药用卤化丁基橡胶塞。1瓶/盒。

【有效期】12个月。

【执行标准】《中国生物制品规程》(2000年版2002年增补本)。

【批准文号】国药准字 S20010002。

【生产企业】兰州生物制品研究所。

【推荐企业】广州健兰生物制品有限公司。

附录三

轮状病毒肠炎临床路径

(2009 年版)

一、轮状病毒肠炎临床路径标准住院流程

1. 适用对象

第一诊断为轮状病毒肠炎(ICD-10:A08.001)

2. 诊断依据

根据《临床诊疗指南——小儿内科分册》(中华医学会编,人民卫生出版社),《诸福棠实用儿科学(第七版)》(人民卫生出版社):

(1)病史:6~24 月龄小儿多见,腹泻,大便为黄稀便、水样或蛋花汤样,每天可达十余次,伴或不伴发热、呕吐。

(2)体征:有或无脱水征,肠鸣音活跃。

(3)实验室检查:大便常规镜检正常,或见少许白细胞,无吞噬细胞;血常规白细胞正常或轻度升高;大便轮状病毒检测阳性可确诊。

3. 治疗方案的选择

根据《临床诊疗指南——小儿内科分册》(中华医学会编,人民卫生出版社),《诸福棠实用儿科学(第七版)》(人民卫生出版社):

(1) 消化道隔离至腹泻缓解。

(2) 根据临床表现和实验室检查纠正脱水和电解质酸碱紊乱。

4. 标准住院日为 4~7 天。

5. 进入路径标准。

(1) 第一诊断必须符合 ICD-10：A08.001 轮状病毒肠炎疾病编码。

(2) 当患者同时具有其他疾病诊断,只要住院期间不需要特殊处理也不影响第一诊断的临床路径流程实施时,可以进入路径。

6. 入院后第 1~2 天。

(1) 必须检查的项目：①血常规、尿常规、大便常规；②C 反应蛋白(CRP)；③肝肾功能、血电解质；④大便轮状病毒检测。

(2) 根据患儿病情可选择：血气分析、大便乳糖检测等。

7. 药物选择

(1) 口服补液盐或静脉补液。

(2) 肠道菌群调节剂。

(3) 胃肠黏膜保护剂。

8. 必须复查的检查项目

(1) 血常规、尿常规、大便常规。

(2) 血电解质。

9. 出院标准

(1)体温正常,腹泻好转。

(2)无呕吐,脱水纠正。

(3)大便常规,电解质正常。

10. 变异及原因分析

(1)存在使腹泻进一步加重的其他疾病,需要干预处理。

(2)患儿入院时已发生严重水、电解质紊乱,需进行积极对症处理,完善相关检查,向家属解释并告知病情,导致住院时间延长,增加住院费用等。

二、轮状病毒肠炎临床路径表单

适用对象:第一诊断为轮状病毒肠炎(ICD-10:A08.001)

患者姓名:_____ 性别:____ 年龄:_____

门诊号:_____ 住院号:_____

住院日期:_____ 年____月____日

出院日期:_____ 年____月____日   标准住院日:4~7天

时间	住院第1天	住院第2~3天	住院第4~7天(出院日)
主要诊疗工作	□询问病史及体格检查 □病情告知 □如患儿病情重,需及时请示上级医师	□上级医师查房 □整理送检项目报告,有异常者应及时向上级医师汇报,并予以相应处理 □注意防治并发症	□上级医师查房,同意其出院 □完成出院小结 □出院宣教:向患儿家属交代出院注意事项,如随访项目、间隔时间、观察项目等

续表

时间	住院第1天	住院第2~3天	住院第4~7天（出院日）
重点医嘱	长期医嘱： □腹泻护理常规 □饮食：流质、半流质，乳糖不耐受者为低乳糖奶粉喂养 □病重者予以呼吸、心电监护，吸氧 □口服补液盐：按需供给 □肠道菌群调节剂 □胃肠黏膜保护剂 临时医嘱： □血常规、尿常规、大便常规，CRP，肝肾功能，电解质 □大便轮状病毒检测 □必要时做血气分析、大便乳糖检测 □根据血气分析结果予以纠正酸碱失衡及电解质紊乱 □按照脱水程度予以补液 □高热时降温处理	长期医嘱： □腹泻护理常规 □饮食 □服补液盐：按需供给 □肠道菌群调节剂 □胃肠黏膜保护剂 临时医嘱： □必要时复查血气分析、电解质 □根据脱水程度、电解质及血气分析结果予以液体疗法 □高热时降温处理 □必要时查心电图、心肌酶谱	出院医嘱： □出院带药 □门诊随诊
主要护理工作	□入院护理评估 □入院宣教 □定时测量体温 □严格记录出入液量	□每日护理评估 □定时测量体温 □严格记录出入液量	□出院宣教

续表

时间	住院第1天	住院第2~3天	住院第4~7天（出院日）
病情变异记录	□无 □有 原因： 1. 2.	□无 □有 原因： 1. 2.	□无 □有 原因： 1. 2.
护士签字			
医师签字			

附录四

诺如病毒感染性腹泻防治方案(试行)

诺如病毒感染性腹泻是由诺如病毒属病毒引起的,具有发病急、传播速度快、涉及范围广等特点,是引起非细菌性腹泻暴发的主要病因。诺如病毒感染性强,以肠道传播为主,可通过污染的水源、食物、物品、空气等传播,常在社区、学校、餐馆、医院、托儿所、养老院及军队等处引起集体暴发。

诺如病毒遗传高度变异,在同一时期和同一社区内可能存在遗传特性不同的毒株流行。诺如病毒抗体没有显著的保护作用,尤其是没有长期免疫保护作用,极易造成反复感染。

诺如病毒感染性腹泻在全世界范围内均有流行,全年均可发生感染,感染对象主要是成人和学龄儿童,寒冷季节呈现高发。美国每年所有的非细菌性腹泻暴发中,60%~90%由诺如病毒引起。荷兰、英国、日本、澳大利亚等发达国家也都有类似结果。在发展中国家,诺如病毒感染性腹泻普遍存在,也常引起暴发流行。在我国5岁以下腹泻儿童中,诺如病毒检出率为15%左右,血清抗体水平调查表明我国人群中诺如病毒的感染亦十分普遍。1995年,我国报道了首例诺如病毒感染,之后山西、北京、安徽、福州、武汉、广州等地区先后发生多起诺如病毒感染性腹泻暴发疫情。

一、诊断和治疗

1. 临床表现

潜伏期多在24～48小时,最短12小时,最长72小时。感染者发病突然,主要症状为恶心、呕吐、发热、腹痛和腹泻。儿童患者呕吐普遍,成人患者腹泻为多,24小时内腹泻4～8次,粪便为稀水便或水样便,无黏液脓血。大便常规镜检WBC<15,未见RBC。原发感染患者的呕吐症状明显多于续发感染者,有些感染者仅表现出呕吐症状。此外,也可见头痛、寒战和肌肉痛等症状。严重者可出现脱水症状。

2. 诊断

(1)临床诊断病例:主要依据流行季节、地区、发病年龄等流行病学资料、临床表现以及实验室常规检测结果进行诊断。在一次腹泻流行中符合以下标准者,可初步诊断为诺如病毒感染:①潜伏期24～48小时;②50%以上发生呕吐;③病程12～60小时;④粪便、血常规检查无特殊发现;⑤排除常见细菌、寄生虫及其他病原感染。

(2)确诊病例:除符合临床诊断病例条件外,在粪便标本或呕吐物中检测出诺如病毒。

3. 治疗

目前尚无特效的抗病毒药物,以对症或支持治疗为主,一般不需使用抗生素,预后良好。脱水是诺如病毒感染性腹泻的主要死因,对严重病例尤其是幼儿及体弱者应及时输液或口服补液,以纠正脱水、酸中毒及电解质紊乱。

二、疫情报告

1. 疑似暴发疫情的判定标准

以村委会、居委会、学校、托儿所、养老院或其他集体为单位,1 周内出现 20 例及 20 例以上病毒性腹泻临床诊断病例。

2. 暴发疫情的报告

各级医疗机构和卫生人员发现疑似病毒性腹泻暴发疫情时,应及时报告所在地疾病预防控制机构。各地疾病预防控制机构应及时按有关规定进行疫情核实和报告,并迅速组织专业人员到现场进行调查处理。

三、疫情调查和处理

1. 对病例、密切接触者及医务人员等进行访视,结合实验室检测结果进行病例的核实诊断。

2. 开展病例的搜索、登记和个案调查,并进行流行病学分析,明确感染来源和传播方式,追查传染源。

3. 采集病例粪便和呕吐物标本进行检测,以明确病原学诊断。

4. 对病例及时进行治疗,对病例密切接触者进行医学观察。

5. 对病例的呕吐物、排泄物及医疗废物进行消毒处理。

疫情调查处理、标本采集和实验室检测等有关技术方案详见中国疾病预防控制中心网站(http://www.chinacdc.net.cn)。

四、其他预防控制措施

1. 疫情监测

在病毒性腹泻流行地区,根据当地实际情况开展疫情监测工作,特别加强对集体单位急性胃肠炎病例异常增多情况的监测,以及时了解病毒性腹泻的流行现状、病原特征,正确判断疫情形势。

2. 食品和饮用水卫生管理

卫生行政部门在疫情流行季节应加大食品卫生执法力度,对存在食品卫生安全隐患的单位要限期整改;对拒不整改或整改不符合要求的,要吊销食品卫生许可证。

卫生行政部门应协调有关机构,加强对集中供水单位的管理,确保饮用水安全。在当地政府领导下,大力开展爱国卫生工作,改善环境卫生状况。

3. 健康教育

加强预防诺如病毒感染性腹泻知识的宣传,提倡健康的饮食、饮水和个人卫生习惯,要重点教育群众尽量不吃或半生吃海水产品等食物,进食海水产品前应彻底煮熟。

附录五

诺如病毒医院内消毒隔离措施要点

诺如病毒感染性腹泻是由诺如病毒属病毒引起的,具有发病急、传播速度快、涉及范围广等特点,是引起非细菌性腹泻暴发的主要病因。诺如病毒感染性强,以肠道传播为主,可通过污染的水源、食物、物品、空气等传播,常在社区、学校、餐馆、医院、托儿所、养老院及军队等处引起集体暴发。

诺如病毒遗传高度变异,在同一时期和同一社区内可能存在遗传特性不同的毒株流行。诺如病毒抗体没有显著的保护作用,尤其是没有长期免疫保护作用,极易造成反复感染。

一、实验室诊断

标本采集:粪便标本应在发病首日采集,最佳采样时期不要超过急性期(48~72小时),此时粪便中的病毒含量最多;成形便和肛拭子的病毒含量较少。标本置4℃可存放2~3周,运送时最好低温保存。患者呕吐物是粪便标本的最佳补充,有助于病原的诊断。实验室检测包括电镜法、免疫法和分子生物学检测法。

二、消毒隔离措施

1. 病人的隔离

发生诺如病毒感染性腹泻患者,或高度怀疑诺如病毒感染时,应实施标准预防措施,并高度关注手部卫生的实践。对于生活不能自理的患者,应在标准预防的基础上实施接触隔离。进入有这一类患者区域的人员(包括医务人员、陪客与探访者),最好佩戴外科口罩。在发生暴发疫情的病区,应考虑将患者安排在单人病房,或同样症状的患者安排在一起。严禁将患者搁置在病区内的走廊上(容易造成病原体的扩散)。

2. 排泄、呕吐物的消毒

稀薄的排泄、呕吐物,以1份污物加2份浓度为10 000mg/L有效氯含氯消毒剂溶液,搅匀作用60分钟;成形粪便,则以1份污物加2份浓度为15 000mg/L有效氯含氯消毒剂溶液,搅匀作用60分钟。

3. 环境的消毒

应告知患者避免将呕吐物排在病房环境中,以免污染环境表面。一旦发生此类情况,应先使用蘸有浓度为15 000mg/L有效氯含氯消毒剂溶液的布,或将卫生纸覆盖在呕吐物上,作用30分钟后将覆盖物包裹呕吐物一起丢弃。

以呕吐物为中心,从外围2米处,由外向内采用蘸有浓度为1000mg/L有效氯含氯消毒剂溶液的抹布擦拭各类物体表面,如病床、床柜、墙面及地面,作用30分钟后再用清水清洗。本措施可以与上述有关呕吐物处理同时进行。

如患者呕吐于洗手盆中,则以洗手盆为中心,从外围1米处,由外向内采用蘸有浓度为1000mg/L有效氯含氯消毒剂溶液的抹布擦拭各类物体表面,如水池、水龙头、墙面及地面,作用30分钟后再用清水清洗。

4. 餐(饮)具的消毒

首选煮沸消毒15~20分钟;或采用浓度为250mg/L有效氯含氯消毒剂溶液浸泡30分钟后,清水冲洗。

5. 盛排泄、呕吐物容器的消毒

将盛过污物的容器浸泡在浓度为5000mg/L有效氯含氯消毒剂溶液浸泡30分钟后,清水冲洗。浸泡时消毒剂溶液要浸过容器。

6. 污水的消毒

要保障医院污水处理设施的正常运转,通常污水处理设施运转正常的医院,不必对患者排泄物进行预消毒后排放。污水排放时的总余氯不应低于2mg/L;要加强医院污水总余氯的自我监测,必要时可以增加监测频次。

7. 清洁用品的消毒

使用过的抹布、拖把采用浓度为 2500mg/L 有效氯含氯消毒剂溶液浸泡 30 分钟后,清水清洗;未经消毒处理的抹布、拖把严禁拿到别处使用。

8. 织物的消毒

被确诊或高度怀疑感染诺如病毒污染的患者的被服与医务人员的工作服应立即更换,采用浓度为 1000mg/L 有效氯含氯消毒剂溶液浸泡 30 分钟后,清水清洗。

9. 空气的消毒

由于患者在呕吐时会产生微生物气溶胶,因此,诺如病毒经空气传播而感染的可能性不能忽略。但没有必要针对空气实施化学消毒剂的消毒;在对病房内环境表面实施含氯消毒溶液消毒时,同时将门窗关闭 30 分钟,让含氯消毒剂自然挥发即可达到空气消毒的效果;然后,开启门窗通风换气。

10. 个人防护

严格标准预防措施,为被确诊或高度怀疑诺如病毒所致腹泻患者护理时,应戴外科口罩;接触排泄、呕吐物时应戴手套,处理完毕应及时脱卸手套,避免戴有污染的手套触摸环境物表;护理呕吐患者,以及生活不能自理的患者应穿隔离衣,必要时佩戴眼罩。

认真执行手部卫生策略,接触腹泻患者及其污物、脱卸手套后,应立即采用抗菌洗手液在流水下洗手;接触无明显污染的环境物表,可采用含醇手消剂进行手部卫生。同时,要告诫患者的陪护,注意个人卫生,勤洗手。

处理患者排泄、呕吐物的人员,应严格个人防护措施,应佩戴外科口罩、手套,穿着隔离衣;在清洗盛污物的容器、配制含氯消毒剂时,应佩戴眼罩,有条件的可佩戴面罩。

被确诊或高度怀疑感染诺如病毒的医务人员,应在家中隔离治疗,在腹泻停止后48小时方可上班,并注意个人卫生。

附录六

中国腹泻病诊断治疗方案

腹泻病(diarrheal diseases)是一组多病原多因素引起的疾病,为世界性公共卫生问题。WHO 把腹泻病的控制列为全球性战略。我国也非常重视对腹泻病的控制,并制定了国家腹泻病控制规划。在我国由于儿童营养状况及医疗条件的改善,该病的死亡率已明显下降,但发病率仍然较高,且存在滥用抗菌药物、滥用静脉补液等问题。为规范腹泻病的诊治,特制定此方案。

一、诊断依据

(1)大便性状有改变,呈稀便、水样便、黏脓便或脓血便。

(2)大便次数比平时增多。

二、病程分类

(1)急性腹泻病(acut diarrheal diseases):病程在 2 周以内。

(2)迁延性腹泻病(persistent diarrheal diseases):病程在 2 周至 2 个月。

(3)慢性腹泻病(chronic diarrheal diseases):病程在2个月以上。

三、病情分类

(1)轻型:无脱水、无中毒症状。

(2)中型:有些脱水或有轻度中毒症状。

(3)重型:重度脱水或明显中毒症状(烦躁、精神委靡、嗜睡、面色苍白、高热或体温不升、外周白细胞计数明显增高等)。

四、病因分类

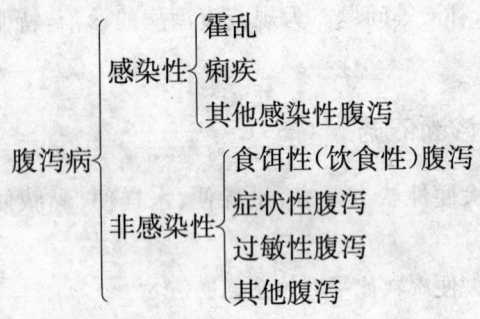

五、临床诊断

根据腹泻病程、大便性状、肉眼和镜检所见、发病季节、发病年龄及流行情况,估计最可能的诊断。

急性水样便腹泻,多为轮状病毒或产毒素性

细菌感染。小儿尤其是 2 岁以内婴幼儿,发生在秋、冬季节,以轮状病毒肠炎可能性大;成人发生在5～6月份要考虑成人型轮状病毒肠炎;发生在夏季以产肠毒性大肠杆菌(ETEC)肠炎可能性大。

水样便或米汤样便,腹泻不止伴有呕吐,迅速出现严重脱水,要考虑霍乱。

患者粪便为黏脓或脓血便,要考虑为细菌性痢疾;如血多脓少,呈果酱样,多为阿米巴痢疾。此外,应考虑侵袭性细菌感染,如侵袭性大肠杆菌肠炎、空肠弯曲菌肠炎或沙门菌肠炎等。

六、病因诊断

在未明确病因之前,统称为腹泻病,病原明确后应按病原学进行诊断,如细菌性痢疾、阿米巴痢疾、霍乱、鼠伤寒沙门菌肠炎、致泻性大肠杆菌肠炎、空肠弯曲菌肠炎、轮状病毒、肠腺病毒、诺如病毒、冠状病毒以及成人型轮状病毒肠炎、蓝氏贾弟鞭毛虫肠炎、隐孢子虫肠炎、真菌性肠炎等。

非感染性腹泻可根据病史、症状及检查分析,诊断为食饵性腹泻、症状性腹泻、过敏性腹泻、非特异性溃疡性结肠炎、糖源性腹泻等。

七、脱水的评估(表1)

表1　腹泻患者脱水状况的评估

		轻	中	重
望诊	一般状况	良好	*烦躁、易激惹	*嗜睡昏迷、软弱无力
	眼窝	正常	下陷	明显下陷
	眼泪	有	少或无	无
	口舌	湿润	干燥	非常干燥
	口渴	饮水正常无口渴	口渴,想喝水	*只能少量饮水或不能饮水
触诊:皮肤弹性		捏起后回缩快	*捏起后回缩慢(小于2秒)	*捏起后回缩很慢(大于2秒)
诊断		无脱水征	有些脱水:患者有两个或两个以上上述体征,其中至少包括一个*所示的体征。丢失水分占体重的3%～10%。	重度脱水:患者有两个或两个以上述体征,其中至少包括一个*所示的体征。丢失水分大于体重的10%
治疗		采用方案一	采用方案二	采用方案三

八、治疗

腹泻病的治疗原则:预防脱水;纠正脱水;继续饮食;合理用药。

1. 急性腹泻病的治疗

【治疗方案一】适用于无脱水征患者,可家庭治疗。

家庭治疗三原则:

(1)给患者口服足够的液体以预防脱水。可选用以下液体:

1)米汤加盐溶液:

配制方法:米汤 500ml(1 斤装酒瓶)+细盐 1.75g(一平啤酒瓶盖的一半)或炒米粉 25g(约两满瓷汤勺)+细盐 1.75g(一平啤酒瓶盖的一半)+水 500ml 煮 2~3 分钟。

预防脱水:20~40ml/kg,4 小时内服完,以后随时口服,能喝多少给多少。

2)糖盐水:

配制方法:白开水 500ml(1 斤装酒瓶)+蔗糖 10g(2 小勺)+细盐 1.75g(一平啤酒瓶盖的一半)。剂量服法同上。

3)口服补液盐(ORS)溶液(新生儿慎用)。服用方法见表 2。

表 2 ORS 液服用量

年龄(周岁)	每次腹泻后 ORS 液的量(ml)	应提供 ORS 液的量(ml/d)
<2	50~100	500
2~10	100~200	1000
>10	能喝多少给多少	2000

向母亲说明和示范如何使用家用量器(如茶杯)量取所需 ORS 液的量。

向母亲说明和示范如何配制 ORS 液:

①2 岁以下的患儿每 1~2 分钟喂一小勺约 5ml。

②大一点的患儿可以直接用杯子喝。

③如果患儿呕吐,停 10 分钟后再慢慢给患儿喂服(每 2~3 分钟喂一勺)。

④若 ORS 液用完之后腹泻还不停止,则告诉母亲喂患儿一些上述原则中所提到的液体或找医生。

(2)给患者足够的食物以预防营养不良。

1)继续母乳喂养。

2)如患儿不是母乳喂养,年龄在 6 个月以内,可用患儿日常食用的奶或奶制品继续喂养。

3)如患儿年龄在 6 个月以上,给予已经习惯的平常饮食,如粥、面条或烂饭、蔬菜、鱼或肉末等;可给一些新鲜水果汁或水果以补充钾。这些食物要很好烹调、研磨或捣碎使之容易消化。

4)成人则可进食营养丰富容易消化的食物。

5)鼓励患者多进食,每日加餐1次。直至腹泻停止后2周。

(3)如果3天患者表现不见好转或3天内出现下列任何一种症状,应找医生诊治:

①腹泻次数和量增加;②不能正常饮食;③频繁呕吐;④发热;⑤明显口渴;⑥粪便带血。

【治疗方案二】适用于有些脱水的患者,用ORS及时纠正脱水

(1)最初4小时内ORS液的用量(表3)

(2)密切观察患儿病情,并帮助母亲给患儿服用ORS液。

表3 最初4小时内ORS液用量

年龄	<4个月	4～11个月	12～23个月	2～4岁	5～14岁	≥15岁
体重(kg)	<5	5～	8～	11～	16～	>30
用量(ml)	200～400	400～600	600～800	800～1200	1200～2200	2200～4400(老人酌减)

注:只有在不知道患儿体重时,采用年龄估计ORS液的用量,也可以用以下公式计算:体重(kg)×75ml=用量。

如果患儿想喝比表中所示的量还多的ORS液,则可多给。

鼓励母亲继续用母乳喂养患儿。

对于6个月以下非母乳喂养的患儿:在这段时间内应额外给予100～200ml白开水。

1)告诉母亲给患儿服用 ORS 液的量。

2)示范如何给患儿服用 ORS 液:2 岁以内的患儿每 1~2 分钟喂一小勺,年龄大一点的患儿可以用杯子一点一点不断地喝。

3)随时进行检查,以便及时发现问题。

4)如果患儿呕吐,等 10 分钟后再慢慢喂服,每 2~3 分钟一小勺。

5)如果患儿眼睑出现水肿,停止服用 ORS 液,改用白开水或母乳,水肿消除后按治疗方案一继续服用 ORS 液。

(3)4 小时后用上述方法重新估计患儿的脱水状况,然后选择适当的治疗方案(方案一、二或方案三)继续治疗。

(4)当治疗尚未完成,母亲自动带患儿离开医院时,则:

1)告诉母亲在家完成 4 小时治疗所需要 ORS 液量。

2)除给母亲足够完全纠正脱水用的 ORS 外,按治疗方案一再给 2 天 ORS 液。

3)向母亲示范如何配制 ORS 液。

4)向母亲解释治疗方案一所述的腹泻病家庭治疗三原则。

【治疗方案三】适用于重度脱水患者。

(1)静脉输液:重度脱水患者须立即静脉输液,按

100ml/kg体重计算(表4)。

表4 静脉输液方法

年龄	第一阶段 (20ml/kg)等张液	第二阶段(80ml/kg) 2/3张液或1/2张液
1岁以内	1小时	6小时
1岁以上	1小时	5小时

注:成人用5:4:1液,第1小时1000~1500ml,后4~5小时2000~4000ml

1)等张液

2:1液=0.9%氯化钠液:1.4%碳酸氢钠(或1/6mol/L乳酸钠)

0.9%氯化钠液

平衡盐液

2)2/3张液

4:3:2液=0.9%氯化钠液:10%葡萄糖:1.4%酸氢钠(或1/6mol/L乳酸钠)

1:1加碱液=0.9%氯化钠液100ml+10%葡萄糖100ml+5%碳酸氢钠10ml

3)1/2张液

2:3:1液=0.9%氯化钠:10%葡萄糖:1.4%碳酸氢钠(或1/6mol/L乳酸钠)

5:4:1液

每1000ml含氯化钠5.0g,碳酸氢钠4.0g,氯化钾

1.0g

上述液体根据当地情况以供选择。

(2)补钾:用氯化钾200~300mg/(kg·d),分3~4次口服,或配成浓度0.15%~0.12%的液体由静脉均匀输入,速度切忌过快,并需待有尿后才能静脉给钾。

(3)补钙:佝偻病患儿在输液同时即给口服钙片或钙粉,每次0.5g,每日3次。若出现手足搐搦症,立即给10%葡萄糖酸钙10ml,稀释后缓慢静脉滴注。

(4)一旦患儿能饮水,应尽量改用口服ORS液,补液6~7小时后重新评估病情,选择合适的方案一、二或方案三继续治疗。

(5)鼻饲管补液:如无静脉输液条件,可用鼻饲点滴ORS液20ml/(kg·h),连续6小时(总量120ml/kg)。如患儿反复呕吐或腹胀,应放慢鼻饲点滴速度。

【药物治疗】

急性水样便腹泻患者(占70%)多为病毒或产肠毒素性细菌感染,一般不用抗生素,只要做好液体疗法,患者可以自愈。对重症患者选用抗菌药物治疗。如疑似霍乱采用四环素或哌酸等药物治疗。

黏脓、脓血便患者(占30%)多为侵袭性感染,选用一种当地有效的抗菌药物。如用药48小时,病情未见好转,再考虑更换另外一种抗菌药物。

伪膜性肠炎:为难辨梭状芽孢杆菌感染,应立即停用抗生素,选用灭滴灵、万古霉素、利福平等口服。

真菌性肠炎:首先停用抗生素,采用制霉菌素、氟康唑或克霉唑口服。

阿米巴痢疾及蓝氏贾弟鞭毛虫肠炎:采用灭滴灵口服。

隐孢子虫肠炎:采用大蒜素口服治疗。

食饵性腹泻:调整饮食,继续喂养。混合喂养或人工喂养的患儿用牛奶或奶制品喂养2天,然后恢复正常饮食;儿童及成人则采用2天米粥、面条等易消化食物,然后恢复正常饮食。

症状性腹泻:积极治疗原发性全身原发病。

2. 迁延与慢性腹泻病的治疗

迁延与慢性腹泻病患者宜到医院治疗。

(1)积极做好液体疗法,预防和治疗脱水,纠正水、电解质酸碱平衡紊乱。

1)无脱水患者服用方案一所推荐的液体,预防脱水。

2)有条件的医院应做血生化或血气测定。若有脱水分别按等渗、低渗或高渗治疗,并注意纠正酸中毒与钾、钠、钙、镁的失衡。

等渗脱水:用 2/3～1/2 张液(4:3:2 液或 2:3:1 液)

低渗脱水:用等张 2/3～1/2 张液(2:1 液或 4:3:2 液)

高渗脱水:用1/5～1/3张液(1∶4液或含钾维持液)

3)补钾、补钙同前。

4)补镁:出现低镁血症时,采用25%硫酸镁,每次0.2ml/kg体重,每日1次,必要时每日可给2次深部肌内注射。

(2)营养治疗:此类患者多有营养障碍,因此继续喂养(进食)是必要的治疗措施。禁食是有害的。

1)继续母乳喂养

2)人工喂养者,应调整饮食。6个月以下婴幼儿,用牛奶(或羊奶)加等量米汤或水稀释,喂2天后恢复正常饮食;或用酸奶,也可用奶、谷类混合物,每日6次,以保证足够的热量。6个月以上的幼儿可用已习惯的日常饮食,选用稠粥、面条,并加些熟植物油、蔬菜、肉末或鱼末等,但需由少到多。

3)糖源性腹泻时,由于患儿双糖酶严重缺乏,食用富含双糖(包括乳糖、蔗糖、麦芽糖)的饮食即腹泻加重,其中以乳糖不耐受最多见。治疗宜采用去双糖饮食,可采用豆浆(每100ml鲜豆浆加5～10g葡萄糖)、酸奶或低乳糖奶粉。

4)过敏性腹泻时,有些患儿在应用无双糖饮食后,腹泻仍不改善需要考虑蛋白过敏,改用其他种含蛋白饮食。

5)静脉营养:少数严重病例口服营养物质不能耐

受,应加强支持疗法。有条件单位可采用静脉营养。

【方案】10％脂肪乳每日 2~3g/kg,复方结晶氨基酸每日 2.0~2.5g/kg,葡萄糖每日 12~15g/kg,电解质及维生素适量,液体每日 120~150ml/kg,热卡每日 209~376J/kg(50~90cal/kg)。通过外周静脉输入,总液量在 24 小时内均匀输入(最好用电脑输液泵控制速度),好转后改用口服。

(3)药物疗法:抗菌药物应慎用,仅用于分离出特异病原的感染,并依据药物敏感试验结果选用。补充微量元素:锌、铁及维生素 A、维生素 C、维生素 B_1、维生素 B_{12} 及叶酸,同时考虑微生态疗法。

3. 中医辨证治疗腹泻有较好效果。

4. 可考虑以下制剂治疗急、慢性腹泻,供参考。

(1)微生态调节制剂:目的在于恢复肠道正常菌群,重建肠道天然生物屏障保护作用。常用的有双歧杆菌、嗜酸乳杆菌和粪链球菌等。

(2)肠黏膜保护制剂:如思密达。吸附病原体和毒素,维持肠细胞正常吸收与分泌功能;与肠道黏液糖蛋白的相互作用,增强其屏障作用,以阻止病原微生物的攻击。

(龙辉均 何 林)